LA SPASMOPHILIE ENFIN VAINCUE

Du même auteur
aux éditions du Rocher

La Médecine énergétique

DOCTEUR PATRICK VÉRET

LA SPASMOPHILIE ENFIN VAINCUE

Nouvelle édition augmentée

Équilibre

ÉDITIONS DU
ROCHER
Jean-Paul Bertrand

ISBN : 2 268 033546

SOMMAIRE

INTRODUCTION

Une médecine qui se veut résolument moderne a mis aujourd'hui la spasmophilie à la mode. Pourtant le mal, devenu, semble-t-il, la grande vedette, nous affecte depuis très longtemps sans qu'on lui ait apposé une étiquette vraiment spécifique. À l'heure actuelle on peut estimer qu'un Français sur six souffre de spasmophilie, soit, environ, 8 millions d'individus. Or, souvent, on considère ces patients comme des psychiques ou des nerveux alors que leur problème est essentiellement métabolique.

Il faut bien admettre qu'en dépit de la vogue que connaît la spasmophilie, son origine, ses formes, ses frontières restent mal connues et qu'elle figure parmi ces maux mal dominés auxquels on se contente de remédier approximativement faute d'en avoir saisi les mécanismes complexes.

Certains médecins qui ont privilégié une explication métabolique ont déjà pu guérir des malades considérés comme psychiques en les traitant comme des spasmophiles. Dès lors ils ont amélioré l'état de bon nombre de patients en adoptant une thérapeutique adaptée à des symptômes nettement différenciés.

Mais ces traitements ne sont pas tous, il s'en faut, couronnés de succès car trop souvent se posent des problèmes métaboliques intriqués démontrant qu'il ne s'agit pas toujours d'une spasmophilie simple. Il importe donc de parvenir à distinguer les véritables spasmophilies des pseudo-spasmophilies, cela en fonction d'une étude minutieuse de l'équilibre général. La vraie spasmophilie se caractérise par une tétanie chronique constitutionnelle. Certains établissent une relation de cause à effet entre le stress qu'impose la vie quotidienne et l'apparition des crises. En fait, la spasmophilie préexiste aux chocs, elle est latente. Certes, les vicissitudes de la vie peuvent la moduler ; les symptômes se diversifient, des troubles apparaissent au niveau organique comme au niveau psychique attestant une atteinte globale de l'organisme.

Le comportement du spasmophile est nettement caractéristique, mais les signes cliniques ne permettent cependant pas de diagnostiquer à coup sûr l'ion ou les ions responsables des perturbations perceptibles.

En effet, la spasmophilie se combine souvent à d'autres anomalies physiologiques qu'il faut déceler et compenser. On ne doit pas traiter un malade uniquement comme un spasmophile en fonction d'un classement qui ne saurait être que théorique.

Il faut envisager le cas dans son ensemble en s'efforçant d'en acquérir une compréhension totale.

En effet, aux désordres classiques présentés par un tel malade, peuvent s'ajouter d'autres perturbations. L'important est de parvenir à guérir un patient atteint soit de spasmophilie patente soit d'une pseudo-spasmophilie, plutôt que de s'attarder à apposer une étiquette qui s'avère exacte ou inexacte.

Il faudra donc envisager une approche différente, globale, pour trouver une solution calquée sur des perturbations individuelles.

Dans cette nouvelle édition, il est important d'évoquer l'expérience de nombreux praticiens qui a permis de confirmer la conception thérapeutique des éditions précédentes consistant en une approche physique basée sur un bilan énergétique du malade.

Il est important de souligner que bien des spasmophilies ne présentent pas des symptômes toujours identiques et caractéristiques, mais bien souvent diversifiés permettant de différencier les spasmophilies vraies des pseudo-spasmophilies. Dans tous les cas, elles sont liées à des perturbations métaboliques qu'il convient de rétablir. La première partie de ce livre apporte la conception classique de la spasmophilie suivie d'une approche énergétique.

Après cette première approche médicale, la spasmophilie sera abordée à la lumière de données récentes sur la relation de la psycho-neuro-endocrino-immunologie. Ces notions fondamentales débouchent sur une application pratique simple, celles de la nutrition endocellulaire. Grâce à une nutrition adaptée à des organes particulièrement sollicités, on améliore leur autorégulation qui leur permet de retrouver un équilibre.

Cette approche nutritionnelle de plus de quinze ans permet à chaque individu d'avoir une meilleure dynamique comportementale.

1

CONCEPTION ACTUELLE

Tous les auteurs modernes tendent à affirmer que la spasmophilie n'est pas la résultante annexe de troubles majeurs mais une authentique maladie se définissant par des symptômes cliniques précis et constants :

1. une excitabilité neuromusculaire excessive ;
2. une conscience de la part des patients d'avoir perdu un état physique normal : c'est précisément cet ensemble de signes attestant leur anomalie qui a fini par les inciter à consulter.

La plupart des praticiens avertis estiment désormais, à la lueur d'examens complémentaires, que l'affection à traiter est liée à des troubles associés. Ils s'accordent à estimer qu'une série de facteurs déclenchants : émotions diverses, modification du genre de vie ou du régime font apparaître les symptômes perceptibles d'un mal latent.

L'examen clinique minutieux qui incite à diagnostiquer une maladie typique (spasmophilie patente ou affection parathyroïdienne) reste d'une importance primordiale pour la compréhension du cas précisément étudié, car il n'y a pas d'histoire type du spasmophile, il n'y a que des malades expliquant la genèse de leur mal à leur manière et ce qu'ils ressentent d'une façon bien personnelle.

L'interrogatoire du patient s'est enrichi des éléments que la physiologie fonctionnelle des organes met en évidence afin d'intégrer les symptômes décrits par le malade. Il est alors possible de comprendre des troubles comportementaux qui ont engendré des dérèglements de la fonction d'un organe et de son circuit de communication. Actuellement les recherches en psycho-neuro-endocrino-immunologie s'intègrent parfaitement à cette étude. Cette approche sera abordée au chapitre XVI.

La plupart des spasmophiles présumés s'avouent émotifs, anxieux, mais bon nombre d'entre eux calmes en apparence, peuvent fort bien être nerveusement déséquilibrés. Quand les malades viennent consulter, c'est que des troubles les ont alarmés ou qu'ils ont inquiété leur entourage.

Ainsi les parents d'un grand enfant parlent d'anomalie du comportement : leur fils ne peut plus s'adapter à la vie familiale, il supporte mal le rythme scolaire, il accuse une instabilité certaine, il prend des colères, il fait d'affreux cauchemars, ne trouve pas le sommeil, manifeste une énurésie anormale à son âge, s'est mis à bégayer. Parfois, ces signes surviennent à la suite d'une brusque croissance structurale. Les évanouissements brefs, les sensations d'étourdissement complètent le tableau. Le médecin regarde les ongles sur lesquels des taches blanches ont apparu. Si l'on pousse un peu l'entretien, en parvenant à interroger adroitement le jeune consultant en dehors de la mère qui l'a souvent traîné devant nous, il nous raconte qu'il a souffert d'une rude déconvenue sentimentale : trahison d'un ami cher, ou d'une petite camarade pour laquelle il avait ressenti un premier élan amoureux ; une fois mis en confiance, il lui arrive de livrer les détails navrants d'un conflit familial que les parents, par pudeur, s'étaient bien gardés de révéler : inconstance de la mère ou du père, disputes continuelles aux causes multiples, entretenant au foyer un climat de tension dont l'adolescent est la première victime dans son psychisme et dans son corps.

Beaucoup plus de femmes que d'hommes, semble-t-il, sollicitent une consultation ; les désordres que peut engendrer une grossesse ou une suite de couches expliquent cette disproportion apparente. La jeune femme se plaint alors d'une diminution de l'acuité visuelle, elle finit par avouer qu'elle a suivi, par crainte de perdre sa ligne, un régime draconien d'où avaient disparu, parce qu'on les accuse de faire prendre du poids, les fromages et les laits normaux. Cette femme, taraudée par la peur de quelques rondeurs, a réussi à se procurer des diurétiques aux effets les plus nocifs.

Les malades se plaignent de fatigue constante, encore plus accusée au réveil, de dépression, d'une peur pathologique de sortir, de difficultés accrues dans les rapports sexuels. Puis viennent les récits de chocs affectifs ou professionnels : tracasseries de la part d'un chef de bureau, jalousie de collègues, mesquinerie que ces patients, n'étant plus en état de supporter en riant, grossissent encore. Aujourd'hui, ce sont en majorité les enseignants qui se plaignent, souvent à juste titre, du chahut, de l'inattention, de la grossièreté d'élèves qui se refusent aussi bien au travail sérieux qu'à la moindre discipline nécessaire.

Les malades plus âgés avouent que la crainte du chômage, ou d'une mise à la retraite qu'ils ne souhaitaient nullement, a coïncidé avec l'apparition des symptômes qui les ont décidés à recourir au médecin : insomnies, céphalées, tremblements au moindre bruit, étouffements, peur de l'avenir, « idées noires », sensation de blocage au niveau de l'épigastre. Certes, les circonstances de la vie, si l'on excepte les chocs inévitables de la mort d'un être aimé, favorisent l'anxiété. Ce mode de vie déraisonnable, ces déplacements frénétiques du week-end, la fréquence des accidents de la route, des vols, des agressions : le tout sur un fond de fragilité jusque-là ignoré, perturbent gravement.

L'EXAMEN CLINIQUE

Ainsi, alerté par les résultats d'un premier interrogatoire, le médecin, supputant la possibilité d'une maladie métabolique, procède alors à des examens cliniques qui objectivent l'hyperexcitabilité neuromusculaire : le signe de Chvostek et celui de Trousseau.

Le signe de Chvostek est un signe facial, on le cherche en percutant avec un marteau à réflexe, la joue sur le trajet du nerf facial, suivant une ligne qui va du lobule de l'oreille à la commissure des lèvres, on a demandé au patient de maintenir les lèvres entrouvertes pendant cette investigation. Quand le signe est positif, les lèvres se contractent brusquement, les deux moitiés de la lèvre supérieure se relèvent et se rapprochent vers le centre, la bouche affecte alors la forme caractéristique du « museau de tanche ».

Certains praticiens ont contesté la valeur de ce phénomène puisqu'on le trouve chez beaucoup d'individus qui ne souffrent d'aucun malaise et n'ont aucune raison de solliciter une consultation. Ils n'en ont pas moins un terrain spasmophile : ils se portent très bien, mais un accident quelconque, un léger traumatisme ou choc émotionnel, est susceptible de faire apparaître une crise franche de tétanie. Nous en concluons que la valeur indicatrice du signe de Chvostek ne saurait être négligée en fonction du témoignage que fournit cet examen capable de déceler une certaine prédisposition à une tétanie latente.

Le signe de Trousseau se recherche en posant un garrot veineux pendant une dizaine de minutes. On provoque chez les sujets une contracture typique de la main : les doigts étendus semblent se coller les uns aux autres formant une gouttière à laquelle adhère le pouce. La main tout entière fléchit sur l'avant-bras, et l'avant-bras est ramené contre le thorax. Trousseau a nommé cette contracture significative « La main de l'accoucheur » : par la pose du garrot, on a provoqué une crise de tétanie.

Chvostek et Trousseau corroborent donc la première conclusion à tirer d'un bon examen clinique : *une hyperexcitabilité neuromusculaire.*

Les signes de Weiss et de Lust n'offrent qu'un intérêt secondaire pour l'établissement du diagnostic. Le signe de Weiss s'obtient après percussion de l'apophyse orbitaire externe, on observe, s'il est positif, une contraction de la paupière.

Le signe de Lust se caractérise par la percussion du sciatique poplité externe, à la tête du péroné, on constate alors la dorsiflexion du pied.

L'épreuve d'hyperpnée, qui vise à obtenir artificiellement une augmentation de la ventilation pulmonaire, couronne l'examen clinique ; en effet, on la considère comme fondamentale. Le praticien, particulièrement vigilant aux phénomènes qu'elle détermine, use tout simplement d'un marteau à réflexes et d'un appareil à tension artérielle. Il allonge le sujet, pose le brassard du tensiomètre et gonfle au-dessus de la pression maximale, maintient ainsi, en place, trois minutes.

La première minute passée, il demande au patient de respirer profondément et lentement, pour l'aider : il compte, afin d'obtenir une douzaine de mouvements complets (inspiration, expiration) par minute. L'expiration doit être particulièrement profonde, comme si le patient voulait parvenir à souffler une bougie située à cinquante centimètres de lui. À la seconde minute d'hyperventilation, on retire le brassard et l'on demande au malade de poursuivre son effort respiratoire pendant une minute. C'est alors le laps de temps privilégié pour l'observateur attentif. Si le sujet est spasmophile, la main correspondant au bras qui a été comprimé peut prendre une attitude typique. Une authentique contraction qu'il faut bien se garder de confondre avec une attitude pithiatique, soit l'attitude qu'un sujet pourrait prendre croyant avoir deviné ce que recherchait le médecin ; la contracture authentique est, elle, spontanée, involontaire, aucunement déterminée par une sorte d'autosuggestion. Avec la même attention décuplée, le médecin enregistre les troubles objectifs ou subjectifs que manifeste son patient : angoisse ; le malade porte convulsivement les mains à sa gorge ou à l'épigastre comme pour se débarrasser d'une gêne insupportable ; agitation désordonnée, tremblements, sensations de fourmillements qui ne sont indicatifs que dans les extrémités autres que la main correspondant au bras garrotté. De tels signes corroborent un Chvostek sur lequel on était resté dubitatif avant cette hyperpnée provoquée ; le praticien tient enfin la preuve que son malade présente un terrain spasmophile.

Quel a donc été le mécanisme de cette hyperpnée ? Chaque expiration excessive et volontaire s'accompagne d'un rejet important de gaz carbonique (CO_2). La répétition de ces rejets détermine le départ d'ions acides et la rupture passagère de l'équilibre acido-basique sanguin ; les ions basiques prévalent ; ainsi s'explique une tendance à l'alcalose. Cette alcalose crée, c'est classique, un état de tétanie au niveau musculaire. Les trois minutes d'hyperventilation provoquée suffisent pour que, chez le spasmophile, ce début d'alcalose et l'abaissement du CO_2 plasmatique fassent apparaître les signes cliniques et électriques de la tétanie latente. Ces réactions constituent bien l'épreuve cruciale, car, chez un sujet normal, on ne saurait obtenir ces résultats caractéristiques que par une hyperpnée beaucoup plus prolongée : tous les sujets sont susceptibles de faire une crise de tétanie alcalosique, mais ce n'est qu'après s'être prêtés pendant huit à vingt minutes à l'hyperpnée !

Ainsi, complétant l'examen par les signes de Trousseau et de Chvostek, l'hyperpnée expérimentale permet de distinguer à coup sûr la signification d'une crise de tétanie, chez un spasmophile vrai (c'est-à-dire constitutionnel) de la crise purement alcalosique qui atteste, elle, une anxiété névrotique à base respiratoire. Autrement dit, les spasmophiles latents présentent les signes d'une tétanie latente ; on peut considérer que de tels cas recouvrent 14 % de la population, soit 8 millions de sujets. Ce qui ne veut pas dire que bon nombre de ces malades en puissance ne puissent demeurer en apparente bonne santé pendant une grande partie de leur existence, mais ils offrent un terrain plus propice aux accidents éventuels ! Une médecine adaptée pourrait seule déceler cette fragilité et y remédier par une modification de ce terrain.

À ces examens, s'ajoute éventuellement la constatation d'une rapidité accrue des réflexes ostéo-tendineux, de la déformation des pieds et d'une anomalie des phanères (cheveux, ongles, dents).

LES EXAMENS COMPLÉMENTAIRES

Une exploration électrophysiologique (électromyogramme) confirme souvent le diagnostic initial : comme le muscle interosseux dorsal de la main est censé représenter la musculature entière du corps, on l'interroge soit en plantant dans la peau des électrodes externes, soit en piquant le muscle intéressé avec des aiguilles de Bronk.

L'enregistrement de la réaction musculaire sur oscilloscope selon un processus très minutieux permet d'obtenir des données qui autorisent une première différenciation des cas à étudier : l'ischémie, l'hyperpnée.

Ainsi, l'électromyogramme donne la possibilité de distinguer les vrais spasmophiles des faux ; car, à la limite, si l'on opère selon des critères rigoureux, on parvient à une discrimination fine, considérée comme suffisante, pour aboutir à un traitement qui convienne au malade intéressé.

On complète l'électromyogramme par l'EEG (électro-encéphalogramme) afin de vérifier l'absence d'une éventuelle lésion locale ; outre cette fonction, l'EEG décèle des signes mineurs particuliers, quand on procède à certaines techniques d'examen : enregistrement sous hyperpnée provoquée ; enfin, l'analyse de l'EEG met en évidence des perturbations discrètes traduisant l'anxiété dont souffre le patient. Une telle exploration se complète par un électronystagmogramme (examen électrique de l'oreille interne). Cependant, les résultats ne décèlent pas à eux seuls une spasmophilie, mais le cas échéant, la confirment.

Aux examens classiques et électrophysiologiques, s'ajoute un troisième type de recherches : l'examen biologique ; celui-ci tout en fournissant, jusqu'à présent, des indications précieuses, demeure relativement aléatoire quant à l'interprétation des résultats. En effet, le mécanisme des échanges intercellulaires n'est pas encore perçu avec assez de rigueur par les techniques dont dispose le praticien classique : les déductions possibles ne permettent pas d'atteindre la dynamique extrêmement complexe des désordres perçus. Évidemment, les résultats obtenus corroborent le diagnostic initial de spasmophilie mais ils ne permettent pas de confirmer un traitement rigoureusement curatif. Au cours de la seconde partie de cette étude, nous nous efforcerons d'expliquer pourquoi il a été quasiment impossible de traiter convenablement une spasmophilie à partir des données que peuvent fournir les examens biologiques habituels.

Cette limitation due aux lacunes de l'investigation par les examens biologiques tels que les pratiquent les laboratoires, s'avère l'obstacle majeur à une compréhension exhaustive de la maladie.

Examens biologiques

Le calcium

Le calcium sanguin se trouve dans le sang à la dose 100 mg par litre. Dans la plupart des cas, ce dosage est strictement normal mais n'infirme en rien qu'il peut s'agir d'une spasmophilie.

Le calcium érythrocytaire est plus précis car il reflète le calcium intracellulaire [1]. La calciurie est plus facile à apprécier. Elle est en général plus élevée dans la spasmophilie.

Une calciurie ne peut être traitée sans danger par une calcithérapie directe ; pour rétablir un taux de calcium nécessaire le praticien fait appel à la vitamine D, qui assure le maintien d'un capital calcique normal ; cependant, l'administration prolongée de la vitamine D ne va pas sans ennuis certains.

1. Taux de calcium urinaire.

Le phosphore

Le phosphore, lui aussi, augmente la réserve calcique et diminue les risques de fuite du calcium.

Le magnésium

Une constatation capìtale dans l'étude des spasmophilies vraies est que le taux cellulaire du magnésium tend à s'abaisser ; cette carence plus ou moins significative en magnésium peut être compensée par l'effet de la vitamine D qui joue, comme pour le calcium, un rôle fixateur et de régulateur cellulaire.

Cette carence en magnésium liée à la spasmophilie a conduit certains auteurs à considérer les conditions d'une magnésothérapie systématique. Une hypothèse relativement récente tend même à attribuer la spasmophilie à un déficit magnésien « primitif » expliquant les symptômes neuromusculaires. Là encore, il faut admettre que la médecine s'en remet à des hypothèses. Cette déficience initiale trouverait son origine, ou, tout au moins, l'une des causes dans un régime alimentaire insuffisant en magnésium : on absorberait une moyenne de 150 à 300 mg par jour alors que l'équilibre ne peut être assuré que par un minimum allant de 300 à 450 mg pour un individu de poids moyen.

Mais cette explication d'une spasmophilie par une carence magnésienne primitive fait abstraction de multiples phénomènes, le plus important étant celui de la « déplétion », soit de la capacité d'absorption et de sécrétion à travers une membrane cellulaire plus ou moins perméable, mais cette perméabilité est probablement modifiée chez les spasmophiles.

Cependant, s'il fallait imputer la cause initiale à une carence magnésienne, tous les sujets souffriraient de spasmophilie ! Nous savons que cela n'est pas possible.

Si le médecin reconnaît ne pas pouvoir agir, jusqu'à présent, sur le trouble génétique de la perméabilité de la membrane cellulaire, du moins pratiquement peut-il, par l'administration de la vitamine D, pallier les anomalies initiales en favorisant l'apport et le maintien des ions calciques et magnésiens au niveau des mitochondries.

Dosage du magnésium

C'est la cellule qui détient les 99 % du magnésium contenu dans le corps – aussi le taux de magnésium plasmatique n'est qu'un reflet lointain et très infidèle de ce qui se passe réellement au niveau cellulaire. Cependant, le dosage du magnésium plasmatique permet tout au moins de diagnostiquer un déficit quand le taux est inférieur à 17 mg par litre. En revanche, le dosage du magnésium érythrocytaire donne une indication beaucoup plus fiable sur la réalité cellulaire ; notons qu'un dosage normal se situe entre 45 mg par litre et 60 mg.

Causes des carences en magnésium

Cause alimentaire

Elles interviennent dans une proportion relativement faible et surtout quand un surmenage important favorise un déficit par supériorité des sorties sur les entrées. Cependant, il importe de noter que des compensations métaboliques pallient la perte en magnésium.

Une mauvaise absorption

C'est au niveau de l'intestin que le magnésium est absorbé, aussi des anomalies dans la digestion entravent-elles l'assimilation, comme dans les cas de vomissements incoercibles.

Déséquilibre métabolique

Il entraîne une augmentation des pertes urinaires. L'administration de diurétiques, les troubles endocriniens, l'insuffisance surrénale ou hypophysaire sont alors responsables de cette fuite des ions magnésium.

Depuis plusieurs années, l'engouement pour le magnésium n'a cessé de croître, c'est par excellence la thérapeutique à la mode dans le traitement de la spasmophilie.

Malheureusement, et nous venons de l'affirmer à plusieurs reprises, le problème est le plus souvent beaucoup plus complexe. Si dans bon nombre de cas, un magnésium érythrocytaire peut être le reflet tangible d'une spasmophilie latente, il n'en demeure pas moins évident qu'il ne saurait rendre compte de la nature des dérèglements qui ont abouti à cette perturbation quantifiable.

La prise de magnésium procure certes un soulagement au patient mais ne restitue jamais un équilibre total car les problèmes n'ont pas été vus dans leur complexité.

Il n'en reste pas moins vrai qu'au terme de ces triples recherches : cliniques, électrophysiologiques et biologiques, le médecin traitant a reconnu les signes d'une spasmophilie vraie et se prépare à l'éventualité d'une décompensation toujours angoissante de cette affection, mais les procédés habituels ne lui mettent pas en main les atouts indispensables au traitement complet du mal et toutes ses implications.

Alors le praticien s'en remet nécessairement à des hypothèses et à des remèdes palliatifs ; tout en sachant que trop de manifestations lui échappent encore, car il n'a pas la possibilité de saisir, dans leur fonctionnement global, des mécanismes extrêmement fins et complexes.

Bien que considérée comme « affection à part entière », la spasmophilie reste donc encore mal connue.

Le praticien vise avant tout à calmer l'anxiété, à réduire l'hyperexcitabilité neuromusculaire, à corriger tous les troubles perceptifs du terrain envisagé. C'est assez dire qu'il ne saurait adopter un traitement standard ! Mais, quelles que soient leur conscience et la rigueur de leurs déductions, les médecins les plus expérimentés se voient contraints de prescrire une thérapeutique entachée d'empirisme, ils en sont conscients car ils estiment, à juste titre, que la spasmophilie « met en jeu la quasi-totalité des fonctions humaines à tous les niveaux : cellulaires, biochimiques, neurohormonaux, neurophysiologiques, psychologiques ».

Précisément, pour comprendre un si vaste ensemble, il leur manque encore une clé : la connaissance exacte, en profondeur, de tous les phénomènes intervenant au niveau cellulaire. Ce qui aggrave le problème, c'est que le malade ne se décide à consulter qu'après avoir lui-même perçu des symptômes alarmants. Ainsi, le médecin doit-il, pour la majeure partie des cas, entreprendre de soigner une spasmophilie déjà décompensée.

On impute le mal à des perturbations ioniques, difficilement analysables ; c'est dans ce type de perturbation que l'on voit la genèse hypothétique de la maladie, étant donné le caractère lacunaire des informations obtenues, il reste bien difficile d'établir un traitement tout à fait satisfaisant.

La médecine apporte incontestablement des éléments importants dans la compréhension de la spasmophilie et dans son traitement. Elle s'applique en particulier à démontrer que le magnésium est le médicament de toute spasmophilie. Or, si le déficit du magnésium érythrocytaire se trouve vérifié, un apport pondéral en magnésium peut être suffisant pour diminuer l'hyperexcitabilité neuromusculaire, responsable des troubles.

CARENCE MAGNÉSIENNE ET SPASMOPHILIE

Carence d'apport

Il semble que le magnésium soit considéré aujourd'hui comme le meilleur médicament à utiliser dans la spasmophilie.

Entre 1915 et 1942, Pierre Delbet fit plusieurs interventions à l'Académie de médecine pour souligner la déficience en magnésium dans l'alimentation. Il tirait des conclusions concernant la prévention du cancer ; l'expérience n'a pas confirmé ses déclarations bien que l'on remarque dans les cancers une perturbation métabolique du magnésium. L'étude du rôle du magnésium n'est reprise que vers 1964 aux États-Unis par Seeling.

Depuis, de nombreux travaux ont prouvé l'efficacité du magnésium dans l'hyperexcitabilité neuromusculaire.

Tous les auteurs s'accordent pour constater une carence magnésienne dans l'alimentation actuelle, carence attribuée aux procédés de raffinage de nombreux produits, et, aussi, au fait que par crainte de « prendre du poids », nous délaissons les aliments riches en magnésium, comme les amandes, noisettes, haricots blancs, cacao, fruits secs. Il est certain que l'apport quotidien a nettement diminué.

Les uns affirment que les apports calciques et magnésiens se trouvent dans un rapport de 2 à 1, d'autres refusent de retenir cette conclusion.

Certains médecins ont pu, dans une population normale, imputer aux carences alimentaires l'apparition d'une symptomatologie névrotique, neuromusculaire, digestive ou cardio-vasculaire (c'est pourquoi, ils se sont élevés contre l'utilisation de certains laits artificiels qui pourraient être responsables de carences).

En principe, calcium, magnésium et autres ions sont entièrement fournis par l'alimentation, cependant, les travaux de Kervran prouvent que l'organisme est capable de compenser un déficit en transformant un ion en un autre.

Des expériences poursuivies sur les carences alimentaires démontrent que les métaux transmutent à faible énergie.

Palvinal montre que l'administration de lithium à des malades atteints de psychoses maniaco-dépressives se traduit par une augmentation du magnésium érythrocytaire.

À quoi attribuer cette augmentation, à une transmutation de l'ion lithium en magnésium ? À une réabsorption plus intense du magnésium ou à la mise en place d'un processus métabolique permettant une meilleure répartition du magnésium ?

On a constaté que le magnésium et le calcium ne devraient pas être administrés aux mêmes heures. En effet, la prise de l'un des ions nuit à l'absorption de l'autre.

CARENCES MAGNÉSIENNES LIÉES À CERTAINS ÉTATS

Certaines maladies occasionnent des perturbations du magnésium par une augmentation des pertes urinaires. Ces phénomènes accompagnent notamment des maladies endocriniennes, insuffisance surrénale, hyperthyroïdie, hyperparathyroïdie. C'est dire l'importance d'un bilan général quand on soupçonne une spasmophilie latente ou intriquée. On constate aussi ces perturbations des ions dans d'autres domaines.

On a prouvé que les femmes souffrant de phlébites récidivantes accusent souvent un déficit en magnésium ; les contraceptifs oraux sont responsables du même type de carence. On retrouve une relation analogue entre le déficit magnésien et les thromboses consécutives à une intervention ou à un accouchement.

Si la spasmophilie retentit sur les muscles, on comprend qu'elle puisse agir sur le muscle utérus, aussi certains accoucheurs recherchent-ils à préciser les relations qu'ils ont vérifiées entre un accouchement prématuré et une spasmophilie latente ; les contractions des parturientes sont, en effet, pour bon nombre d'entre elles, dues à un déficit en magnésium érythrocytaire.

Une étude entreprise par le Dr Philippart, dans le service du Pr Muller, porte sur vingt-huit femmes ; dix-huit présentent des signes de spasmophilie. Dans 80 % des cas, une thérapeutique magnésique suffit pour arrêter les contractions. Le diagnostic de spasmophilie, établi en temps voulu, grâce à une examen systématique, permet de pallier les risques d'un accouchement prématuré par un traitement convenable du déficit magnésique.

Du même coup en traitant des femmes enceintes souffrant de spasmophilie par une compensation du déficit en magnésium, on évite la prise de médicaments souvent nocifs dans ces cas précis.

Enfin, on a établi un lien entre allergies et spasmophilie latente.

CARENCES MAGNÉSIENNES DUES À CERTAINES THÉRAPEUTIQUES

Il faut bien admettre également que certaines thérapeutiques prédisposent à des troubles du magnésium : prise de la pilule, diurétiques… seraient responsables d'une perturbation des ions par stockage dans l'os.

Cette constatation implique qu'on adjoigne, dans certains cas peut-être, du magnésium à la prise de la pilule.

Les thérapeutiques visant à diminuer la pression artérielle peuvent provoquer une perte de potassium que l'on compense toujours, mais, en revanche, on ne prend pas en considération la perte de magnésium simultanée ; or, on sait que cette diminution entraîne une hyperexcitabilité neuromusculaire particulièrement sensible au niveau du muscle cardiaque, on enregistre alors une hyperexcitabilité myocardique.

Cet effet induit par les hypotenseurs diurétiques a autorisé certains auteurs à estimer que le magnésium joue, comme le calcium, un rôle important sur les troubles du rythme.

Dans *La Médecine énergétique* [1], l'influence des modifications ioniques, en particulier dans les cas de parasitoses, a été traitée en détail. Ces modifications peuvent intervenir également dans l'équilibre cardiaque.

Ces perturbations retentissent sur le métabolisme du calcium et du potassium, tous deux indispensables à assurer l'équilibre ionique qui assure la contractibilité normale du muscle cardiaque.

CONTRACTIBILITÉ MUSCULAIRE ET MAGNÉSIUM

Les ions Ca et Mg sont nécessaires à la contractibilité normale des muscles. Leur insuffisance ou, a fortiori, leur absence, entraîne une tétanie.

Des expériences ont permis de montrer que le magnésium seul assure une activité électrique normale lorsque les membranes cardiaques qu'on étudiait étaient placées dans des milieux privés d'ion calcium ou même seulement appauvris en cet ion.

Cette expérience est capitale, elle prouve qu'un ion bivalent comme le Mg^{++} peut compenser le déficit d'un autre ion Ca^{++-}.

Pratiquement, les résultats de cette recherche démontrent qu'un ion peut éventuellement en remplacer un autre ; cette compensation permet une rééquilibration électrique, bien que l'équilibre ainsi obtenu par ce mécanisme ne signifie pas que l'état physiologique soit normal.

SPASMOPHILIE ET LÉSIONS

Il semble aujourd'hui prouvé qu'il y a une relation entre les problèmes spasmophiles et l'apparition d'une lésion. Le Pr Roger Lucciani a fait état d'un rapport entre la spasmophilie et le prolapsus de la valvule mitrale ; ainsi sur trente-cinq spasmophiles,

1. Dr Patrick Véret, *La Médecine énergétique*, éd. du Rocher, collection « Équilibre ».

on a prouvé qu'il y avait dans 50 % des cas, la possibilité d'un prolapsus de la valvule mitrale.

En revanche sur 104 sujets souffrant d'un prolapsus, le professeur a rapporté qu'il existait une spasmophilie nette, caractérisée par les examens cliniques, électromyographiques et biologiques dans 76,8 % des cas.

En fait, de nombreux spasmophiles souffrent d'une hyperexcitabilité neuromusculaire, le cœur agissant comme un muscle à part entière, il est évidemment sensible à tous les ions intervenant dans les échanges.

Cette anomalie valvulaire se retrouve fréquemment surtout chez la femme dans la proportion de 7 % à 15 %.

L'échographie bidimensionnelle a permis un diagnostic beaucoup plus précis. Un bon nombre de praticiens estiment que l'échocardiographie devrait faire partie des examens systématiques chez tous les spasmophiles.

THÉRAPEUTIQUE ET SPASMOPHILIE

La médecine classique apporte incontestablement des éléments importants dans la compréhension de la spasmophilie.

Elle s'applique en particulier à démontrer que le magnésium s'avère le remède essentiel de tout traitement relatif à la spasmophilie. Or, si le déficit en magnésium érythrocytaire se vérifie dans la plupart des cas, la solution adéquate ne se trouve pas uniquement dans un apport pondéral en magnésium visant à diminuer l'hyperexcitabilité neuromusculaire responsable des troubles.

Si cette compréhension de la spasmophilie était exhaustive, le remède devrait permettre de traiter tous les malades souffrant de tels troubles d'une manière satisfaisante.

Il n'en est rien : le thérapeute classique se trouve souvent dans l'obligation d'adjoindre à l'administration de magnésium des remèdes annexes comme les anxiolitiques ou les antidépresseurs ; s'il veut se passer de ces adjuvants, alors il préconise la relaxation, le yoga, etc.

Une thérapeutique doit s'adapter exactement au paramètre perturbé. Pour répondre au double critère de nécessité et de suffisance, il faut qu'elle résulte d'une approche totale du problème, c'est justement cette approche que permet la médecine énergétique : thérapeutique efficace sans effet iatrogène, rétablissant la normalité des fonctions de l'organisme malade et ne risquant pas d'induire de nouveaux troubles.

De plus en plus, on convie le malade à collaborer sinon à sa guérison, du moins au soulagement de ses maux par une relaxation volontaire qui réduit la tension neuromusculaire et contribue à la contrôler méthodiquement.

La spasmophilie survenant sur un terrain propice, son traitement ne se limite pas à n'intervenir que pour limiter les désordres ioniques ; de plus en plus, on prend en considération d'autres troubles du métabolisme.

Les oligoéléments (zinc, cuivre, manganèse, lithium, argent), administrés à doses très faibles, contribueraient très efficacement à rétablir dans l'organisme un équilibre perturbé.

• Manganèse cobalt : réducteur de spasmes et de douleurs thoraciques.

• Zinc, nickel, cobalt élimineraient les symptômes de fatigue.

• Cuivre, or, argent agiraient sur les états dépressifs.

Mais là encore l'approche manque de finesse. Nous définirons ultérieurement l'impact précis des métaux au niveau glandulaire.

La recherche d'autres thérapeutiques adjuvantes comme les oligoéléments, l'acupuncture, etc. prouve bien que le traitement de la spasmophilie est le plus souvent très complexe.

On constate au terme de ce premier survol de la maladie, de ses causes probables, et de ses traitements que d'immenses progrès ont été réalisés depuis que les médecins qui s'attachent au soulagement, sinon à la guérison définitive de ces malades, considèrent la spasmophilie dans sa spécificité et lui confèrent, si l'on peut dire, la définition de « maladie à part entière ». Ils font appel à un éventail varié de thérapeutiques jusqu'à celles qui furent longtemps méprisées, controversées, puis abordées, enfin avec un relatif scepticisme : les techniques d'autorelaxation et surtout l'acupuncture et l'homéopathie.

Certes, la reconnaissance de la spasmophilie a permis de guérir un certain nombre de malades, surtout ceux qui souffraient d'une spasmophilie vraie, cependant les études les plus ouvertes, les plus consciencieuses aussi, prouvent que, jusqu'à présent, aucune thérapeutique n'a découlé d'une compréhension totale de cette maladie et n'est pas parvenue à remédier avec certitude aux troubles spécifiques affectant le patient qu'on avait souhaité guérir à coup sûr. Il semble évident qu'une conception neuve du problème manquait encore ; peut-être la seconde partie de ce travail va-t-elle l'offrir en exposant les principes d'une médecine énergétique, capable de saisir le problème posé dans sa complexité et d'y apporter les remèdes adéquats.

Constater une déficience en calcium n'oblige pas le praticien à prescrire du calcium. Il s'agit alors de comprendre les mécanismes qui ont engendré cette déperdition calcique.

Ainsi, madame C... souffre de spasmophilie depuis sa plus tendre enfance. Elle entreprend l'analyse de ses nombreux malaises : à la moindre émotion, surtout quand sa mère en colère élevait la voix, la malade s'évanouissait. À cette époque, elle a aussi souffert de convulsions. Plus tard, elle s'est péniblement intégrée au milieu scolaire ; la plus minime contrariété lui « coupait les jambes » et sa mémoire déficiente multipliait les occasions d'émotions désagréables.

L'âge adulte n'a guère amélioré un tel état. La malade actuellement souffre encore de nombreux troubles qui tendent pourtant à s'atténuer un peu. Sa mémoire reste encore si peu fiable que madame C... doit écrire immédiatement ce qu'elle souhaite retenir et placer en vue ses papiers pour ne pas les oublier. Certes, notre malade a pris quelque assurance mais se plaint d'une anxiété continuelle avec cette impression d'avoir « une boule dans la gorge » et de « n'en plus pouvoir ».

Les examens cliniques et paracliniques mettent en évidence les signes classiques d'une spasmophilie.

Les examens de laboratoire montrent une calcémie à 80 mg.

Il semblerait donc logique d'administrer du calcium à cette malade. Mais l'examen clinique révèle les perturbations suivantes :

magnésium, sélénium, nickel, fluor.

Ceci nous prouve qu'il ne s'agit pas d'une perturbation du calcium.

Nous instituons en conséquence le traitement suivant :

Selenium oxydatum 4 CH
Selenium metallicum 4 CH
Niccolum glucosum 4 CH
Niccolum carbonicum 4 CH
Magnesia sulfurica 4 CH
Magnesia fluorica 4 CH
Fluoricum acidum 9 CH
Berberis vulgaris 4/9 CH
Lycopodium 4 CH

} *a.a.q.s.p. 30 g*
3 granules 3 fois par jour

Les résultats s'imposent rapidement : le métabolisme du calcium est redevenu normal, bien qu'il n'y ait eu aucun apport de l'ion incriminé.

Certes, un apport massif de calcium aurait pu remédier à une calcémie basse, mais sans traiter pour autant l'organisme en fonction des paramètres énergétiquement perturbés. La malade n'aurait donc pas pu retrouver cet équilibre qu'elle recherchait depuis si longtemps.

2

DISCUSSION DE LA THÉRAPEUTIQUE ACTUELLE

La thérapeutique classique apporte évidemment une solution dans un problème de spasmophilie mais il ne s'agit que d'un palliatif car le malade n'est pas abordé dans sa complexité intime.

Aux thérapeutiques adoptées : magnésienne ou calcique associée ou non à la vitamine D, on est souvent obligé d'adjoindre des médicaments anxiolitiques, voire antidépresseurs. Cela prouve que le problème n'a pu être envisagé en profondeur sinon il n'aurait pas été utile de recourir à des thérapeutiques symptomatiques.

À toute manifestation d'anxiété correspondent des perturbations extrêmement précises qu'il faut avoir compris pour les traiter spécifiquement.

Le magnésium est un sédatif nerveux intervenant sur l'hyperexcitabilité musculaire. Nous avons constaté dans l'expérience de la fibre isolée, qu'il était possible de compenser une carence en calcium dans la contractibilité du muscle cardiaque. Cette expérience nous invite à penser que si le magnésium présente un intérêt considérable pour le thérapeute, celui-ci ne rétablit pas pour autant le déséquilibre et le désarroi total de l'individu.

La constatation d'un déficit quelconque dans un organisme, soit un taux de progestérone anormalement bas, n'indique en rien l'origine de la perturbation. En effet, la progestérone est sécrétée par les ovaires, si le praticien constate une carence, la plupart du temps il prescrit de la progestérone pour essayer de compenser ce déficit. Cette démarche n'est pas toujours satisfaisante.

Chacun sait que la commande ovarienne dépend de la sécrétion hypophysaire, avant donc d'estimer que le problème est uniquement ovarien, il faudrait envisager le problème hypophysaire si, à ce niveau, on constate une insuffisance c'est l'hypophyse qu'il convient de stimuler pour que la fonction ovarienne se régularise, ainsi la sécrétion de progestérone redeviendra normale. Si l'on agit tout autrement en procurant à l'organisme de la progestérone, cet apport exogène freinera encore plus l'activité de l'hypophyse aggravant d'autant le problème initial qui n'a pas été traité.

Cette façon d'appréhender les problèmes selon leur intrication réelle reste valable à tous les niveaux.

Ainsi, Louis Kervran constatait au début d'une expérience sur une équipe de cinq volontaires travaillant dans des conditions physiques et climatiques difficiles qu'ils sécrétaient plus de magnésium qu'ils n'en avaient ingéré. Kervran poursuivit l'expérience pendant six mois durant lesquels les ouvriers absorbèrent une nourriture très salée et sucèrent des dragées de sel. Au terme de l'expérience, Kervran affirma que le sel se transformait en une autre métabolite car le bilan sodium restait toujours positif, puisque le sodium n'avait pu s'accumuler dans l'organisme pendant six mois ; il avait dû produire du magnésium par l'addition d'un proton, selon la formule :

Mg... Na + H

Dans la transpiration excrétée, on trouvait du potassium. Pour Louis Kervran, ce potassium résultait de l'addition d'un noyau O.

Na + O..... K

Le lien existant entre potassium et H est celui d'une réaction nucléobiologique réversible :

K + N.... Ca

Ce qui explique que dans le plasma le rapport calcium-potassium varie en fonction d'un ion hydrogène.

Cette propriété de la matière vivante ne s'explique que par les lois de la physique atomique bien qu'elle ne lui appartienne pas.

Le potassium biologique n'est pas le potassium minéral.

Il ne peut y avoir passage d'un noyau atomique d'un élément au noyau atomique d'un autre que si la différence existant correspond à un noyau d'oxygène O, d'hydrogène H et de carbone C ou d'azote N.

Au niveau cellulaire

Les échanges K et Na sont constants au niveau de la membrane cellulaire. Ils permettent ainsi les dépolarisations de la cellule. En effet, chaque cellule représente une différence de potentiel entre la partie intracellulaire et extracellulaire. Cette différence de potentiel est due à des concentrations en ions.

Les potentiels du Na et du K sont différents. Les entrées et les sorties de Na et K réalisent la conduction de l'influx nerveux.

Si l'on arrive à un mélange tel que la différence des potentiels de chaque côté de la paroi soit trop faible, l'excitation n'est plus possible. Les nerfs sont bloqués, c'est ce qui correspond à la syncope cardiaque.

La défibrillation électrique provoque une inversion.

Dans l'infarctus, l'augmentation du potassium dans le plasma monte à un taux où la différence de potentiel existant entre l'intérieur et l'extérieur de la cellule ne peut être suffisante. Il y a donc blocage.

Le régime sans potassium n'a pas permis une diminution du K circulant. Certains biologistes ont pensé que la mise dans l'organisme de chlorure de sodium aurait pu résoudre le problème. L'injection directe dans le circuit sanguin provoquait la mort. Le procédé semblait pourtant logique, puisqu'il y avait une fuite de Na, il devait être nécessaire d'en ajouter. Mais l'accroissement du K n'a rien à voir avec un problème d'ingestion.

Le potassium est métabolisé à partir du sodium sanguin. Ainsi, le fait de redonner du sodium ne faisait qu'augmenter le potassium.

Corticosurrénale – son rôle dans la régulation du sodium et du potassium

Le métabolisme Na/K est sous l'influence de la corticosurrénale qui sécrète deux hormones principales : cortisone et aldostérone.

Dans l'exemple précédent, un dérèglement de la surrénale provoque la synthèse continue de l'aldostérone, qui transforme le sodium en potassium. La maladie d'Addison est liée à une nécrose de la corticosurrénale. La teneur en Na baisse alors que celle du potassium augmente. Cette augmentation du potentiel se retrouve au niveau cardiaque. Elle s'objective par une modification de l'onde T à l'électrocardiogramme.

Les traitements cortisoniques entraînent une décalcification en modifiant l'équilibre Na/K. On comprend aussi la déminéralisation osseuse par le fait que la fuite du K s'effectue par transmutation avec le calcium :

$$Ca_{40} \ldots K_{39} + H_1$$

La maladie de Cushing reste une maladie cliniquement comparable à celle que l'on observe après l'administration intempestive de cortisone. Dans cette pathologie, il existe un excès hormonal, on assiste à une élévation du Na sanguin.

Il en résulte une augmentation de la tension artérielle, une déminéralisation du squelette.

La silice

Les transmutations existent aussi à partir de la silice.

La prêle (*Equisetum* en homéopathie) était autrefois très utilisée dans les problèmes de déminéralisation. Des expériences faites par C. Louis Kervran, ont montré l'action récalcifiante de la silice. On retrouve d'ailleurs dans la nature ce phénomène. Aussi, dès 1889, P. Van Thegher remarquait dans son traité de botanique que le thalle des fucus (qui pousse sur des roches siliceuses) contient une forte proportion de sulfate de calcium.

Cette production de calcium par la silice s'écrit ainsi :

$$Si_{28} + C_{12} + Ca_{40}$$

On peut très bien se décalcifier en pays calcaire et n'avoir aucune carence calcique en pays siliceux.

Pour conclure, nous citerons encore C. Louis Kervran :

« Le phénomène vital n'étant pas d'ordre chimique mais se plaçant plus profondément dans l'atome, commençant dans le noyau, la chimie organique n'étant que le stade terminal par réarrangement moléculaire à partir d'atome. »

Les réactions chimiques, mises en évidence par C. Louis Kervran, se résument par deux actions principales. Soit la mise en jeu d'un O_{16}, soit la mise en jeu d'un proton H_1. Ainsi, on schématise quelques réactions :

– le potassium peut ainsi se transmuter en calcium selon la réaction :

$$K_{39} + H_1 ... Ca_{40}$$

– le sodium peut se transmuter en potassium

$$Na_{22} + O_{16} ... K_{38}$$

– le magnésium permet d'obtenir le calcium

$$Mg_{24} + O_{16} ... Ca_{40}$$

– le sodium peut donner naissance au magnésium

$$Na_{22} + H_2 ... Mg_{24}$$

Le diagramme ci-dessous permet de représenter un cycle :

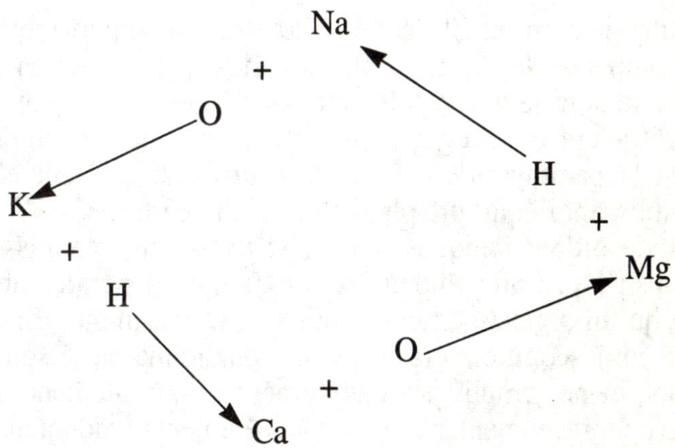

Les phénomènes qui se passent au niveau de la matière vivante n'ont rien à voir avec une conception chimique classique. La logique chimique est une erreur au niveau d'un contexte biologique. Nous comprenons ainsi qu'en donnant des engrais sodiques, on extrait des plantes une quantité de magnésium qui n'existait pas dans le sol ni dans les engrais.

Au niveau de l'organisme, il est donc vain de faire un bilan des entrées et sorties des paramètres immuables du fait des transmutations biologiques qui se font à chaque instant dans notre organisme.

Le bilan ionique, donné par le laboratoire, ne reflète en rien l'état physiologique de l'individu.

On peut très bien avoir un ionogramme normal, avec par exemple un taux de calcium circulant conforme aux données statistiques de l'individu, et avoir un squelette qui se déminéralise.

L'organisme a des possibilités de métaboliser certaines substances lui permettant de rééquilibrer à court terme une perturbation donnée. Un taux normal d'un composant n'informe en rien qu'il n'existe pas un vice métabolique. C'est-à-dire que l'organisme pallie au plus pressé d'un désordre donné. Même s'il existe une perturbation plus profonde, les circuits de remplacement ne durent pas éternellement. Il faut au plus vite aider l'organisme à reprendre son équilibre physiologique.

Une perturbation visible sur un examen de laboratoire affirme qu'il existe une perturbation de l'ion incriminé et de son métabolisme. Il semble un peu primaire de compenser cette perte par un apport.

En urgence on rétablit cet équilibre par un apport momentané pour compenser les troubles physiologiques. Il est certain qu'une crise de tétanie sera immédiatement soulagée par l'apport de calcium intraveineux. La guérison réelle ne s'obtiendra qu'en régularisant la parathyroïde et la corticosurrénale et éventuellement en rétablissant l'équilibre phosphocalcique perturbé.

Les désordres ioniques, quels qu'ils soient, retentissent sur l'organisme par une impression de fatigue générale sans pour autant qu'un organe particulier puisse être incriminé. En effet, la cellule en déséquilibre électrique ne fonctionne pas à son niveau habituel, et ne remplit pas entièrement et parfaitement sa fonction. L'apport momentané de certains éléments l'aide mais il faut résoudre le problème initial. Il ne sert à rien de remplir l'organisme avec un élément qui se perd en permanence.

Les éléments nécessaires à cet apport correspondent à une réalité physiologique et à la perturbation ionique initiale.

Les éléments à injecter palliativement correspondent à une réalité existant au niveau physiologique et non pas à un remplissage de molécules pour se rapprocher de l'ion incriminé.

Le chlorure de magnésium en injection intraveineuse correspond le mieux aux perturbations magnésiennes si elles existent. Il y a dans le commerce des molécules magnésiennes censément meilleures, car plus modernes. L'expérimentation montre qu'une concentration extrêmement rapide s'effectue au niveau du sang. La réalité physiologique et clinique enseigne qu'il vaut mieux préférer, et de loin, le chlorure de magnésium en injection intraveineuse à un produit dont on ne connaît pas le degré d'ionisation *in vivo*. De plus, la molécule qui le porte n'est pas une molécule physiologiquement contenue dans l'organisme. Le chlorure de magnésium, en revanche, se dissout immédiatement en deux éléments qui existent à l'état physiologique : Cl^{--} et Mg^{++}.

La qualité est essentielle. Il existe une différence fondamentale entre un chlorure, un lactate ou un gluconate d'un même sel. La quantité est un facteur important, mais la qualité l'est au moins autant sinon plus...

Le magnésium joue un rôle extrêmement important au niveau de l'équilibre cellulaire.

Dans les cancers, on constate des perturbations magnésiennes. Le chlorure de magnésium en intraveineuse améliore les cancéreux en leur donnant du tonus, ce qu'aucun autre dérivé magnésium de la chimie ne réussit. Le magnésium chez les cancéreux permet d'accepter plus facilement un traitement chimiothérapique.

Le magnésium dans ce cas donne un meilleur équilibre de la cellule. Les cancéreux, à qui l'on a donné du magnésium, ont toujours ressenti un mieux, bien sûr momentané, avant qu'un traitement de la maladie elle-même agisse en profondeur. Le magnésium n'a alors plus aucun intérêt, l'organisme régularise cet apport.

Il est certain qu'un apport en magnésium ne peut se faire sans avoir réalisé un bilan énergétique, et avoir rétabli les différents paramètres perturbés, en particulier la fonction rénale.

L'apport du magnésium, quel que soit son mode d'administration, ne doit être entrepris que s'il contribue au rétablissement de l'équilibre énergétique.

Le chlorure de magnésium en injection intraveineuse équilibre très bien une perturbation magnésienne.

La voie buccale doit satisfaire aux mêmes critères, c'est pourquoi nous recommandons des produits classiques comme le Magné B6, Magnéspasmyl, Bio mag, Total magnésien, Magnésotube.

À la lumière des investigations précédentes, il apparaît donc essentiel de définir une thérapeutique non pas en fonction d'un déséquilibre évident comme celui du magnésium érythrocytaire mais en fonction de données énergétiques précises qui permettent de résoudre le problème après l'avoir envisagé dans toute sa complexité.

Certes l'apport du magnésium ou du calcium, dans les cas les plus simples, rééquilibre le malade qui ne souffrait que d'une spasmophilie vraie et simple. Mais ces cas sont, en fait, rares. Dans les spasmophilies intriquées, l'apport de magnésium produit une amélioration que le malade ressent mais cela ne suffit pas pour obtenir une restitution totale.

L'efficacité thérapeutique se reconnaît tout d'abord à cette sensation de bien-être total ou même de simple amélioration qu'éprouve le malade. Certains médecins vont plus avant et insistent pour que ces patients recourent à la relaxation, à la psychothérapie afin qu'ils se prennent en charge, qu'ils assument leur maladie avec laquelle « ils doivent vivre ».

Le malade n'a absolument pas à se persuader de devoir nécessairement se résigner à rester spasmophile. Toute spasmophilie, qu'elle soit simple ou intriquée, trouve une solution définitive et radicale dans une thérapeutique parfaitement adaptée à l'individu ; pourquoi dès lors envisager un recours à la relaxation ou autre palliatif.

Il faut trouver la clé parfaitement ajustée au cas individuel et permettre le rétablissement quasi immédiat de perturbations qui durent depuis déjà de longues années.

Certains praticiens ont cherché, par l'apport d'un régime approprié, une solution au problème de la spasmophilie.

La qualité d'une alimentation est souvent plus importante que sa quantité.

La plante trouve ses ressources dans la terre. Elle peut de ce fait inclure les éléments de structure et les végétabiliser. Cet apport d'« éléments inclus » représente un impact énergétique différent du métal lui-même. Ainsi, la prêle *Equisetum Arvense* renferme énormément de silice, la destinant tout particulièrement dans certaines formes de perturbation du Silicium.

Une étude approfondie des rapports entre les métaux et les plantes s'avère indispensable. Cependant, la clé du problème est avant tout une relation de l'impact énergétique des métaux sur une infrastructure cellulaire.

3

LACUNES DE CETTE APPROCHE

Tous les jours nous sommes confrontés à des problèmes de spasmophilie que la médecine classique n'a pu résoudre totalement. Certes un traitement à base de magnésium associé ou non à une vitaminothérapie a permis dans de nombreux cas une amélioration significative mais, fréquemment, il a fallu adjoindre des calmants à la prescription.

Les autres, que la thérapeutique courante n'a pas soulagé, passent vainement de médecin en médecin :

On multiplie les investigations, on hospitalise pour un bilan, on essaie de nouvelles thérapeutiques qui échouent aussi. En désespoir de cause, on les considère comme des malades psychiques. D'autres ont une approche différente. Le cas ci-dessous en est un exemple :

Monsieur G..., jeune homme de quinze ans, vient consulter car il souffre de maux de ventre depuis longtemps. On a supposé que l'origine de ses malaises remonte à une toxicose qu'il fit à l'âge de deux ans. Depuis, il a toujours eu des problèmes intestinaux, aggravés ces derniers temps par un état dépressif sérieux, une nervosité excessive et une fatigue continuelle. L'interrogatoire met en évidence un lien entre cette symptomatologie abdominale et une contrariété ou la nécessité imminente d'un effort. On a cru, à un moment, que ses problèmes étaient dus à une appendicite : depuis on l'a opéré pensant que cela améliorerait l'état du patient. Il n'en a rien été. Une recrudescence de maux particulièrement douloureux l'oblige à rester à la maison plié en deux par ses souffrances, de plus, des migraines atroces l'obligent à rester dans la pénombre. Aucun calmant n'agit, qu'ils soient à tropisme intestinal : Smecta, Bismuth, Intetrix... Calmagna..., ou à tropisme nerveux : Valium, Tranxène, Témesta.

C'est dans ce désarroi total que Philippe consulte.

À l'examen clinique, on note les perturbations énergétiques suivantes :

Vésicule biliaire,
Rein droit et gauche,
Pancréas,
Cæcum,
Côlon ascendant,
Côlon descendant,
Sigmoïde,
Cœur gauche,
Congestion pelvienne,
Désordre ionique : calcium et aluminium.

enfin, il existe aussi un problème parasitaire. Un tel état explique :

– les migraines par un désordre vésiculaire latent et un désordre circulatoire ;

– les souffrances abdominales sont certainement en rapport avec une nervosité signée par aluminium, calcium auquel se surajoute le problème parasitaire ; l'aluminium correspond à l'hypophyse.

Le calcium correspond à un problème parathyroïdien.

Il s'agit donc chez ce jeune homme d'une spasmophilie calcique à laquelle s'ajoute une perturbation hypophysaire. On prescrit le traitement suivant :

Calcarea silicata 4 CH
Calcarea fluorica 4 CH
Alumina silicata 4/9 CH
Aluminium muriaticum 4 CH
Aluminium metallicum 4 CH
Cina 4/9 CH
Pulsatilla 9 CH
Lycopodium 4/9 CH
Berberis vulgaris 9 CH
Ignatia 4/9 CH
Dioscorea 4/9 CH
} *a.a.q.s.p. 30 g*

En quelques mois l'amélioration est spectaculaire. Il n'a plus aucune fatigue, ne souffre plus de migraines, ne se plaint plus du ventre. Le jeune Philippe a retrouvé un équilibre total. Cependant, il lui est prescrit un décodage d'acides aminés pour parachever les effets du traitement.

Proline 30 CH
Glycine 4 CH
Phenylalamine 4 CH
Serinum 30 C — *a.a.q.s.p. 30 g*
Lysinum 30 CH
AC aspartique 30 CH
Thréonine 4 CH

Dès la prise de ces acides aminés, Philippe déclare qu'il a vraiment recouvréla santé si bien qu'il peut, dans un assez bref délai, s'abstenir désormais de toute thérapeutique.

Mademoiselle Monique R... consulte pour une perturbation du cycle. Elle se dit particulièrement nerveuse. Voici deux ans, elle a manifesté les signes précis d'une dépression que l'on a traitée avec Urbanyl, Mépronizine et un antidépresseur du type Tofranyl. Une certaine amélioration de l'état de Monique R... justifie la suppression de l'antidépresseur. Du magnésium et du calcium furent alors administrés par le médecin traitant qui diagnostiquait une spasmophilie.

Bien que soulagée par cette thérapeutique, Monique R... continua à manifester régulièrement des troubles malgré les anxiolytiques associés : chaque cycle menstruel a fait réapparaître les symptômes d'une crise de spasmophilie assez grave pour que le médecin se déplace et intervienne d'urgence.

Cependant en dépit de la thérapeutique judicieusement adaptée, le cycle resta très capricieux, les règles n'apparaissant parfois que tous les trois mois.

C'est alors que Mademoiselle R... vient consulter : jambes douloureuses, tremblements, nervosité et surtout dérèglement du cycle attestent que l'organisme a perdu toute notion de rythme.

L'examen fait apparaître les désordres énergétiques suivants :

Vésicule biliaire,
Pancréas,
Gros intestin,
Cæcum-sigmoïde-rectum,
Congestion utérine droite et gauche.

L'examen des points ioniques met en évidence une perturbation du magnésium et du calcium.

Le traitement suivant est alors prescrit :

Magnesia muriatica 4 CH
Magnesia silicata 4 CH
Calcarea fluorica 4 CH
Pulsatilla 4/9 CH
Berberis vulgaris 4/9 CH — *a.a.q.s.p. 30 g*
Ignatia 9 CH
Lycopodium 4/9 CH
Sepia 4 CH
Vipera 4/9 CH

à raison de 3 granules 3 fois par jour.

Trois mois plus tard, la malade ne souffre plus de crises de spasmophilie, les cycles sont réguliers. Toute thérapeutique allopathique a été supprimée à l'exception de la Mépronizine qu'on lui avait prescrite pour qu'elle puisse dormir convenablement à la suite d'un accident de voiture qui avait troublé son rythme du sommeil.

Le second examen énergétique, relativement satisfaisant, prouve que le traitement administré, s'il l'a amélioré grandement, n'a pas été suffisant pour rétablir l'équilibre perturbé. On ajoute alors à la préparation primitivement établie, du *Praseodyme* qui correspond à un trouble hypothalamique, soit :

Praseodymium 4 CH (*Praseodymium oxydatum* 4 CH)

Revue deux mois plus tard, cette jeune personne a retrouvé son équilibre et dort parfaitement. Le traitement sera poursuivi encore quelque temps.

Madame V. souffre de troubles multiples et diffus se manifestant par des vertiges, des nausées, de brèves pertes de connaissance. Elle a souvent l'impression pénible d'avoir « les jambes coupées ».

Le médecin consulté demande un électromyogramme, qui signe le diagnostic de spasmophilie. Le traitement choisi vise à traiter classiquement le mal : calcium et vitamine D, mais la patiente ne se remet pas.

Après cette vaine tentative, cette malade désespérée par la persistance de ses troubles reconsulte. Elle communique les résultats des examens qu'elle a subis parmi lesquels un électromyogramme positif donc signifiant une spasmophilie.

Nous procédons à un examen qui met en évidence différents problèmes : perturbation de la vésicule biliaire, du pancréas et congestion pelvienne. L'ensemble de ces anomalies correspond à une perturbation du potassium ; or, un ionogramme pratiqué au laboratoire ne décèle pas cette perturbation, pas plus qu'un taux anormal de calcium. Cependant le diagnostic énergétique dément ces résultats et commande le traitement suivant :

Natrum muriaticum 4 CH
Kalium fluorosilicum 4 CH
Pulsatilla 4/9 CH
Natrum fluoratum 4 CH
Cuprum metallicum 4 CH
Lycopodium 4/9 CH
Sepia 4 CH
} *a.a.q.s.p. 30 g*

La stimulation de la corticosurrénale atténue les crises dont se plaint Madame V... Ce résultat positif n'a pas été obtenu aisément car il a fallu augmenter les doses prescrites pour obtenir enfin l'effet escompté ; il existe effectivement un rapport entre la posologie et le déclenchement de la réponse de l'organisme. Il faut saturer une cible par une posologie suffisante et obtenir ainsi le résultat recherché. La patiente se retrouve donc rééquilibrée jusqu'au moment où elle éprouve des troubles divers, explicables par une thérapeutique dépassée ; autrement dit, la malade, à nouveau en déséquilibre, induit d'autres symptômes. La cible traitée n'existant plus, il faut donc arrêter la thérapeutique.

La patiente est définitivement rétablie.

Il ne s'agissait pas d'une spasmophilie vraie mais de symptômes identiques à ceux de cette affection et entraînant un diagnostic erroné.

Madame C... vient d'Afrique. Elle souffre d'une spasmophilie diagnostiquée comme telle. Désolée, elle explique qu'elle a tout essayé et qu'elle est prête à faire le nécessaire et à rester le temps qu'il faut pour résoudre son problème.

Elle prend encore un traitement à base de sédatifs qui, s'ils ont pour effet de la calmer, occasionnent des troubles digestifs.

L'examen énergétique dénote plusieurs perturbations ioniques : aluminium et calcium, ce qui signifie un problème complexe hypophyso-parathyroïdien. Plusieurs tests sont faits sur cette patiente, ils affirment le diagnostic.

Une séance d'acupuncture immédiatement pratiquée redonne à cette patiente un équilibre total qu'elle ressent aussitôt comme une révélation. Ainsi, trois aiguilles d'acupuncture ont suffi pour remédier à des perturbations très anciennes.

Ce rééquilibrage énergétique fait par l'acupuncture ne dure qu'un certain temps, car l'organisme aura tendance à se dérégler à nouveau. Aussi le traitement prescrit, basé sur les mêmes déséquilibres qui ont orienté l'acupuncture, permet de maintenir cet équilibre dans le temps.

Ainsi, il lui est prescrit 3 granules 3 fois par jour à augmenter ou à diminuer en fonction du résultat :

Aluminium metallicum 4 CH
Aluminium mur 9 CH
Calcarea silicica 4 CH
Calcarea fluorica 4 CH } *a.a.q.s.p. 30 g*
Silicea 4 CH
Pulsatilla 9 CH
Lycopodium 9 CH

Un tel traitement, poursuivi sérieusement, rééquilibre la patiente intéressée. Tout arrêt intempestif ferait réapparaître les troubles qui la font souffrir, dit-elle, depuis des années. C'est pourquoi afin de compléter les effets bénéfiques de cette prescription, on lui ordonne un décodage protéique que nous étudierons plus loin. Ce traitement vise à traiter la partie informatique protéique de l'individu.

La malade, enfin parfaitement guérie, n'a désormais plus à se soigner.

M. E..., vingt ans, souffre de troubles nerveux qui ont été considérés comme les signes d'une spasmophilie. L'examen clinique décèle un léger signe de Chvostek, le signe de Trousseau n'est pas évident, cependant les symptômes présentés par le malade autorisent un diagnostic de spasmophilie : fatigue, vertiges au lever, digestions difficiles, crampes dans les mollets au moindre effort prolongé, enfin palpitations fréquentes.

L'examen énergétique décèle une perturbation de nombreux paramètres. Désordres digestifs : vésiculaires, pancréatiques, éréthisme cardiaque au niveau du cœur gauche et congestion pelvienne. Plus importante encore apparaît la perturbation ionique (cobalt, nickel, manganèse et calcium).

Nous sommes incité à envisager un problème intriqué : hypophysaire, thyroïdien, parathyroïdien, et non pas uniquement parathyroïdien.

La solution classique adoptée a été insuffisante. Il aurait fallu tenir compte de tous les paramètres pour traiter convenablement.

On ne peut escompter une guérison totale que si les remèdes s'adaptent exactement aux troubles énergétiques dont souffre le malade.

Nous préconisons le traitement suivant :

Niccolum gluconicum 4 CH
Niccolum carbonicum 4 CH
Cobaltum met 4 CH
Manganum muriaticum 4 CH
Manganum silicicum 4 CH
Calcarea fluorica 4 CH
Calcarea silicata 4 CH
Pulsatilla 4/9 CH
Ignatia 9 CH
Lycopodium 4/9 CH

} *a.a.q.s.p. 30 g*

Le résultat ne se fait pas attendre : deux mois après sa première visite, monsieur E... ne présente plus aucun trouble. Bien que tous les points soient désormais en équilibre, nous estimons nécessaire de poursuivre la thérapeutique pour assurer l'équilibre obtenu.

Ces quelques exemples, brièvement décrits, tendent à prouver qu'un grand nombre de symptômes impliquent des troubles de type spasmophilique. Or, spasmophilie signifiant « propension au spasme » (si l'on s'en réfère à l'étymologie) dans ces cas, tous les patients passeraient pour des spasmophiles.

En définissant la spasmophilie comme une tétanie chronique dépendant de désordres calciques ou magnésiens, dans les cas présentés nous constatons que, pour plusieurs d'entre eux, le métabolisme calcique se trouvait concerné.

Peu importe donc la classification où l'on enferme les malades supposés spasmophiles, l'essentiel est de soigner un patient comme il convient et non pas de vouloir inscrire l'individu sous une rubrique alors que ses troubles sont évidemment spécifiques ; cette dernière attitude systématique conduit à l'adoption d'une thérapeutique vouée à l'échec, bien qu'il semble logique de l'appliquer. Une autre erreur, tout aussi grave, consiste à considérer les spasmophiles relativement atypiques comme des psychiques ou psychiatriques parce qu'on ne veut reconnaître qu'une thérapeutique : celle de la spasmophilie vraie, calcique vitamino-dépendante ou magnésio-sensible.

Ces patients ne sont probablement pas des spasmophiles authentiques. Néanmoins, ils souffrent réellement et ne doivent pas être négligés. Leur cas, tout aussi digne d'intérêt pour le praticien, exige cette compréhension qui conduit au traitement adéquat, puis à la guérison durable.

L'intérêt de cette approche est d'être totalement clinique et physique ; sans s'occuper à proprement parler des symptômes du malade. Elle vise à rétablir un équilibre ionique en utilisant des métaux en dilution faible pour toucher l'information structurelle de l'organisme.

4

LES MÉTAUX ET L'HOMME

La terre est le creuset de l'homme, sa matrice ; il en est issu tout en intégrant les influences cosmiques qui le font se mouvoir dans un univers en continuelle respiration.

Bien avant l'apparition de la terre, voici plus de dix milliards d'années, une étoile, parmi des milliers d'autres, contenait la substance nécessaire à l'éclosion de notre planète. Énorme brasier thermonucléaire, elle finit par éclater, devenant un immense nuage sur la Voie lactée ; elle tourna éperdument jusqu'à redevenir une étoile riche en son centre de matériaux accumulés, les éléments lourds représentant 1 % d'une masse d'hélium et d'hydrogène.

La rencontre et la fusion de poussières solides formèrent des particules lancées dans une effarante bataille. Quand un équilibre se rétablit dans le système solaire, la terre, alors, commença à vivre pour elle-même. Elle se compose d'oxygène, silicium, quartz, alumine, carbone, chlore, phosphore, manganèse, soufre. Plus tard, des éléments rares comme le baryum apparaissent.

Tous ces éléments stables de l'univers sont entrés dans la constitution de la terre sélectivement, selon leur aptitude à faire partie des matériaux solides.

Ces métaux, issus du cosmos, cristallisés dans notre planète attestent son évolution. Comment dès lors ne pas admettre l'importance de ces éléments comme constituants de notre organisme ou comme inducteurs de certains courants directeurs de la matière humaine ?

Notre terre a engendré des mondes qui ont évolué vers une complexité croissante.

Ainsi naquit le monde végétal nécessaire à l'apparition de certains animaux qui se sont, eux-mêmes, peu à peu, différenciés jusqu'à devenir ceux que nous connaissons aujourd'hui. L'homme porte en lui les éléments de cette longue histoire : l'embryologie nous l'affirme, témoin, par exemple, les arcs bronchiques qui nous rappellent notre condition initiale de poisson. Cette constatation de notre appartenance à différents stades du monde animal ne s'oppose en aucune façon aux relations qui existent en nous avec le monde végétal et minéral. Il semble dès lors normal que l'on puisse utiliser les éléments appartenant à cette chaîne évolutive – minéral, végétal et animal – pour arriver à l'homme, maillon ultime de cette évolution, chez lequel l'apparition de la conscience devrait permettre de maîtriser son corps.

Le règne minéral est en correspondance avec tous les métaux de l'organisme, occupant des fonctions diverses suivant leur place et leur combinaison. Ils peuvent être sous forme pondérale dans certains secteurs, en trace dans d'autres se combinant avec des enzymes et donnant des métallo-enzymes, ou avec des molécules comme celle de l'hémoglobine, et encore au niveau de l'information de l'ADN. Le règne végétal correspond à la formation de la matière vivante avec la constitution des lipides, des glucides et des protides. Le règne animal correspond à l'organisation de la vie dans une hiérarchisation de tous les organes. Enfin, il y a l'homme qui se différencie de l'animal par le développement de son *neocerebellum*. Ce dernier peut induire facilement des perturbations organiques par un système comportemental non guidé par son cortex cérébral.

La manifestation de la vie est surtout protéique ; on peut dire que chaque protéine est un véritable langage qui s'exprime grâce à l'agencement des acides aminés. Ces protéines, suivant le milieu qui les baigne, vont avoir une forme qui est une information aussi importante que la molécule elle-même. La notion qualitative intervient donc d'une façon fondamentale au niveau de la structure d'une molécule. Les métaux et les métalloïdes qui structurent l'homme sont, en quelque sorte, des « fossiles cosmiques », éléments « vitrifiés » à un moment précis de l'aventure de l'univers. Si le cosmos a présidé à la formation de la terre, il préside aussi au devenir de l'homme. Le mouvement des planètes régit toute vie : le jour, la nuit, les saisons, autant de rythmes qui concrétisent cette influence.

L'homme se trouve en même temps conditionné par un système hormonal en rapport direct avec le temps terrestre, lié au parcours de la terre dans l'univers.

Voici deux rapports bien étranges entre ces métaux « fossiles d'énergie cosmique » et ces hormones fluctuantes, influencées par les planètes. Ces rapports permanents entre métaux et hormones se vérifient par des relations mises en évidence : glande thyroïde et iode, parathyroïde et calcium, et beaucoup d'autres qu'il n'est pas nécessaire d'indiquer dans le cadre de cette publication.

Si les hormones, comme les métaux, exercent une action sur notre psychisme, il sera alors possible au praticien d'atteindre le même but en agissant de deux manières différentes.

Le praticien peut choisir entre deux solutions : s'occuper du métal, c'est-à-dire modifier la structure, ou traiter directement le problème hormonal. Il s'avère plus intéressant dans cette approche de retourner à la structure même. Dans ce livre, nous ne parlerons que des métaux relatifs aux problèmes de la spasmophilie. La connaissance exacte des fonctions des éléments de la classification de Mendeleïev permet une approche de chacun des cas avec un maximum de précision.

Les travaux du Pr Étienne Guillé affirment que les métaux ont également une action au niveau de l'ADN en se liant aux bases et peuvent ainsi modifier son information. Ces faits permettent d'expliquer les travaux de Barbara Mac Clintock (prix Nobel en 1983) qui a démontré que l'ADN n'était pas immuable, mais pouvait subir des mutations en fonction de l'environnement. Cette affirmation est capitale car elle montre la possibilité d'évolution de l'homme en fonction du temps. Quelle est chez l'homme la place du cortex cérébral et comment celui-ci peut-il interférer sur son évolution ?

Aujourd'hui, tous les travaux récents tendent à prouver qu'il existe une relation fondamentale entre psychisme et réaction neuro-endocrino-immunologique. On peut émettre l'hypothèse que ces modifications moléculaires induites pourraient retentir sur le génome.

Ainsi les métaux agissent à différents niveaux.

Dans certains cas, ils restent extérieurs aux cellules et à leurs composants, n'intervenant que lorsque ces composants l'exigent, quand par exemple une contraction musculaire requiert l'apport de certains ions – calcium ou magnésium. L'ionogramme indique alors les concentrations des différents électrolytes contenues dans le sang, il reflète imparfaitement l'hydratation cellulaire, car il ne mesure qu'une concentration extracellulaire.

Dans d'autres cas, les métaux sont intégrés à la matière qui les a captés et de ce fait agissent sur différents supports : metallo-enzymes, métaux combinés à des thioneines, métaux qui ouvrent l'ADN, métaux au niveau des bases de l'ADN. Les thioneines régulent les métaux dans l'organisme et en éliminent les excès. De telles combinaisons excluent toute possibilité de dosage, mais n'en constituent pas moins une réalité physiologique indéniable.

Risquons une hypothèse que des travaux ultérieurs permettront peut-être de vérifier : les métaux, dans le corps humain, agiraient plus par leur énergie que par leur concentration pondérale.

Cette relation hormone-métal, capitale, permet une approche médicale structurelle de la spasmophilie. C'est la thérapeutique envisagée au début de ce livre : elle utilise différents niveaux d'action en fonction d'une cible à traiter. Tant que la cible existe, la thérapeutique doit être poursuivie. En revanche, si elle est prescrite au-delà de l'action nécessaire, elle peut perturber momentanément l'organisme.

En 1985, au moment de la première édition, l'approche nutritionnelle de la spasmophilie était embryonnaire, c'est pourquoi nous l'avons évoquée en parlant seulement de l'équilibre nutritionnel membranaire. En revanche aujourd'hui, elle trouve tout naturellement sa place, parallèlement à toutes les thérapeutiques, pour nourrir un terrain dégradé. Elle peut donc être utilisée par tous.

Différents niveaux d'action s'offrent alors :

– le *métal* et sa structure se traiteront avec les métaux,
– le *végétal* avec des remèdes issus des plantes,
– l'*animal* avec des produits issus du règne animal : extraits d'organes,
– les *hormones* avec les hormones correspondantes du point de vue énergétique.

Métaux et hormones se situent donc aux deux extrémités d'une même évolution.

De nos jours, on porte un regard nouveau, probablement plus perspicace sur ce monde d'interactions permanentes.

La science contemporaine repose sur un principe fondamental : Pour Einstein, l'énergie ne peut sortir du néant. On affirme, reprenant un vieux principe qui présida à la première synthèse, qu'il y a nécessairement conservation de l'énergie.

Les objets sont inséparables : ont-ils en eux-mêmes une signification ? Ils n'existent que par rapport à d'autres, par leur système de relations. Le mythe de l'homme solitaire, comme celui de l'objet seul, sans aucun lien avec un environnement ne saurait persister désormais. Ici la physique prend, de très loin, le pas sur la philosophie.

Aujourd'hui, on explore ce monde d'interactions permanentes et l'on sait que la vérité ne se situe pas dans l'objet immédiatement perceptible mais dans la pluralité des relations qui lui permettent d'exister. Les découvertes de la neuroscience avec l'exploration fonctionnelle du système nerveux central ouvrent de nouvelles perspectives sur les mécanismes de fonctionnement de la conscience par l'imagerie.

5

LA SPASMOPHILIE

UN TERRAIN QUI SE PRÉPARE DÈS L'ENFANCE

Si le lecteur nous permet une comparaison, nous pourrions lui proposer celle-ci : la construction d'un immeuble requiert beaucoup d'énergie, du travail et une main-d'œuvre nombreuse. Les dépenses afférentes à l'entretien ultérieur de l'immeuble dépendent, c'est évident, de la qualité de la construction.

Chez l'homme, la période de croissance est primordiale puisqu'elle correspond aux besoins les plus importants en énergie. Si nous représentons la vie par un potentiel énergétique de 100 %, on peut envisager qu'un individu utiliserait 75 % de cette énergie pour façonner son corps, le reste serait suffisant à en assurer l'entretien.

L'acquis génétique est le point de départ d'une transformation cellulaire qui ne pourra se faire qu'après l'adoption de ce patrimoine. Cette transformation se fait en fonction de l'individualité et de la personnalité de chacun, qui vont s'éveiller avec l'âge.

Cette aventure génétique est très importante pendant cette période, car l'enfant va développer sa propre expérience à partir de ce moule initial. La vie est une transformation cellulaire constante. Des cellules meurent, d'autres naissent en permanence permettant de moduler son corps. L'enfant, en fonction du milieu dans lequel il évolue, va subir une transformation fondamentale pendant la petite enfance et l'enfance selon les critères de cette phase anabolique capitale.

Les soins dont on l'entoure détermineront dans une réelle mesure l'avenir. Ainsi, l'alimentation et la manière de s'alimenter jouent un rôle important dans la modulation de l'acquis génétique aussi bien en ce qui concerne l'assimilation que la fabrication endogène de certaines substances.

Si l'alimentation contribue à moduler les données qu'impliquait l'acquis génétique, l'environnement psychique, le climat familial dans lequel évolue l'enfant jouent aussi un rôle considérable. Ces influences varient selon les individus en fonction de leurs caractères constitutionnels et psychiques. On ne soulignera jamais assez l'impact de l'environnement : un choc émotionnel, le divorce, les scènes violentes peuvent, en provoquant une induction au niveau central, perturber toute une harmonie hormonale en cours de constitution.

L'évolution d'un enfant ainsi choqué risque donc d'être dangereusement compromise par la moindre agression ultérieure ; la répétition fréquente de stress bloque son évolution sur le plan physique. Le cas limite est l'enfant autistique qui refuse de s'ouvrir au monde extérieur, à cause d'une perturbation psychique profonde.

Cet acquis d'un être se manifestera toute sa vie passant par des réactions qui lui sont propres. Ce comportement, lié à l'équilibre ou au déséquilibre de courants vitaux, ne favorisera pas l'éclosion d'une personnalité profonde. On comprend alors très bien que le comportement lié à une spasmophilie ne permet pas au patient de se réaliser pleinement ni d'affirmer la richesse potentielle de sa personnalité.

Aujourd'hui, la physiologie fonctionnelle des organes et des méridiens apporte un éclairage nouveau sur le système comportemental de l'enfant lié à l'environnement parental.

ÉQUILIBRE HORMONAL RELATIONNEL

Cette approche neuro-endocrinienne est fondamentale. Elle interfère sur l'équilibre comportemental. De nos jours, la physiologie fonctionnelle des organes et des méridiens montre l'interaction d'un système comportemental qui retentit sur l'équilibre hormonal. Ce fonctionnement hormonal adaptatif et réflexe s'inscrit en fonction de modification du système limbique, siège des émotions. Dans une majorité de cas, elle semble être consécutive à un déséquilibre comportemental non maîtrisé par le cortex cérébral. Il s'ensuit un dysfonctionnement général avec une perte de son individualité et de sa personnalité. Un dysfonctionnement fonctionnel endocrinien s'inscrit au niveau même de la structure. En le rétablissant, on va obtenir un mieux-être du patient.

Chaque individu réagit en effet en fonction de l'équilibre hormonal acquis. Cet équilibre hormonal est essentiel à la réalisation de son « moi » profond. On comprend qu'un hypothyroïdien réagira sur un mode bien différent de celui d'un l'hyperthyroïdien ; de même, les réactions du spasmophile à son environnement dépendront, en grande partie, de son équation hormonale.

Cet acquis hormonal, celui que nous constatons chez un sujet adulte, résulte de l'évolution d'un potentiel obtenu au cours de l'enfance et même pendant la vie intra-utérine. Inutile de souligner à nouveau l'importance d'équilibrer un enfant durant sa croissance, à la fois dans sa vie physiologique et dans sa vie psychique tributaire de la qualité de l'environnement. L'enfant, devenu adulte, réagira en fonction du vécu de sa jeunesse.

En effet, dans l'embryon les glandes hormonales apparaissent très tôt dans la différenciation cellulaire : la thyroïde s'ébauche dès le 12e jour de la vie intra-utérine, les colloïdes thyroïdiens, à la 2e semaine ; ensuite, se forment les autres glandes, la médullo-surrénale devient fonctionnelle, au 3e mois, par la sécrétion d'adrénaline ; ce n'est qu'à la naissance que les gonades interviennent dans le fonctionnement.

Nous remarquons l'apparition très précoce de la thyroïde, c'est elle qui va régler les relations affectives du bébé dès sa naissance, alors que le système nerveux est encore immature ; quant à la myélisation du cerveau, elle ne s'accomplit que tardivement, vers un an. Tout l'équilibre relationnel hormonal dépend en particulier d'une fonction thyroïdienne normale. Un enfant hypothyroïdien à la naissance présente un quotient intellectuel faible ; syndrome que le praticien nomme le « crétinisme hypothyroïdien ». Aujourd'hui ces petits malades, soignés relativement tôt, retrouvent un équilibre nerveux normal ; l'hormone thyroïdienne commande simultanément le développement intellectuel et celui du système nerveux central. L'activité physiologique des glandes précédant celle du système nerveux, on comprend, grâce à cette constatation, l'évolution de l'enfant et de ses tendances.

Les sécrétions hormonales sont soumises à des rythmes qui varient avec les saisons et les heures. Les influences externes sont susceptibles de perturber l'équilibre glandulaire ; une tendance à la régulation se manifeste alors dans tout l'organisme, ainsi, le froid oblige la thyroïde à travailler pour modifier les oxydations cellulaires en vue d'une adaptation indispensable pour maintenir le corps à une température de 37 °C. Pendant le sommeil, l'activité glandulaire ralentit, elle s'accroît pendant la veille. L'activité glandulaire donne une adaptation qui varie selon l'équilibre hormonal de chaque individu. Les témoins d'un accident réagissent différemment, l'un s'évanouit à la vue du sang, l'autre crie, l'autre enfin reste calme et porte secours. Ces comportements s'expliquent en grande partie par des organisations hormonales différentes, un hyperthyroïdien ne réagit pas de la même manière qu'un hypergonadique.

L'enfance, nous venons de le souligner, est bien au point de départ de perturbations qui se manifesteront au cours de l'existence, se révélant souvent à l'occasion d'une décompensation.

La thyroïde, souvent méconnue du médecin, si ce n'est dans sa pathologie patente (goitre, myxœdème, Basedow), joue pourtant un rôle capital dans l'économie de l'individu, car elle préside à des fonctions essentielles au niveau des oxydations cellulaires, du rythme cardiaque, de la respiration ; elle modifie aussi la digestion.

L'ablation de la thyroïde ou son absence congénitale rend l'individu tellement amorphe, qu'on le caractérise par cette image : « l'homme plante de Roesch ».

Lorsque la sécrétion thyroïdienne est insuffisante, les connexions synaptiques sont moins nombreuses, ce qui entraîne un crétinisme.

L'apprentissage et le souvenir sont affectés par les hormones hypothalamiques, l'a.c.f.h., la vasopressine et l'ocytocine. Erhardt et Goldman ont établi en 1992 une liste des troubles hormonaux ainsi que les changements cognitifs et émotionnels qui leur sont associés. Ainsi les thyroïdiens semblent être extrêmement anxieux. Les personnes ayant une diminution de la sécrétion thyroïdienne ont une altération cognitive qui peut entraîner un état dépressif. Une déficience des parathyroïdes qui régissent le calcium provoque un dépôt de calcium dans les noyaux gris centraux, qui peut entraîner dans certains cas des troubles ressemblant à la schizophrénie, maladie psychotique grave. Hausser a pu attribuer une diminution de l'attention chez des enfants à une maladie génétique liée à une diminution de la sensibilité à la thyroxine.

Dès la naissance, cela a déjà été dit, le médecin reconnaît les symptômes d'une grave déficience thyroïdienne ; très vite les parents, eux aussi, prennent conscience des anomalies : progressivement le bébé coupe tout contact avec sa mère et reste plongé dans un état pseudo-végétatif, apathique, immobile, indifférent. Si, à cette époque de la vie, le cerveau avait une prédominance sur la thyroïde, la vie relationnelle n'aurait pas été arrêtée ; d'ailleurs, les expériences faites sur les animaux corroborent cette assertion car un cobaye anencéphalique ou décérébré entretient encore des relations avec l'extérieur, relations qui n'apparaissent jamais quand on a pratiqué l'ablation de la thyroïde.

Plusieurs grands physiologistes ont insisté sur les interactions glandulaires et surtout sur la prédominance des glandes sur le système nerveux. En revanche, le système nerveux sert de relais entre plusieurs glandes. Dans les expériences de Cannon, la thyroïde « alerte » la médiation du système nerveux nécessaire au fonctionnement normal de la surrénale.

L'hypophyse joue un rôle important dans la croissance de l'individu, son ablation entraîne le nanisme.

On a longtemps estimé que, dans ce dernier cas, l'hypothalamus n'intervenait pas. On a mis en évidence une sécrétion hypothalamique beaucoup plus précoce qu'on ne le croyait auparavant. En effet, la L.H. et la T.R.H. sont présentes dès les 2e et 3e mois de la vie intra-utérine.

La croissance de l'enfant se poursuit normalement, alors que son cerveau n'est pas encore parvenu à sa maturité. Cela se trouve confirmé par l'antériorité fonctionnelle du système glandulaire sur le système nerveux.

À la naissance, une partie du cerveau n'est pas encore myélinisée, pas plus le bulbe que le cervelet ou le cerveau ; cependant, la vie relationnelle du nouveau-né n'en est pas affectée. Certains savants généticiens prétendent que la constitution du système nerveux serait liée à l'activité glandulaire qui stocke, au niveau cérébral, un nombre de données enregistrées grâce aux hormones. Les glandes joueraient donc le rôle d'un logiciel dans un ordinateur ; ce logiciel humain alimente les mémoires de données précises que l'on utilisera au fur et à mesure des besoins.

Il se peut toutefois que la perturbation initiale vienne d'ailleurs et que la baisse hormonale constatée ne soit que la conséquence d'un dérèglement.

HORMONES ET COMPORTEMENTS

Les théories humorales des émotions font état de la modification des concentrations hormonales dans le sang en fonction d'états émotionnels. Ces techniques de dosages sont extrêmement précises et mettent en évidence des changements même minimes. On a pu également, par l'administration d'hormones ou lors de déficit hormonal, constater des modifications de l'humeur. Les fluctuations hormonales chez la femme peuvent retentir sur son comportement. Les expériences fondamentales sur des sujets soumis à des émotions ont étudié la quantité d'adrénaline de la médullo-surrénale et des 17 hydroxycorticoïdes de la corticosurrénale, traduisant l'action de la surrénale et de l'hypophyse. Le taux d'adrénaline qui s'élève en cas de stress n'est pas le reflet d'un type d'émotions particulières. Des expériences chez le rat soumis à des stimuli extérieurs ont montré une adaptabilité à une situation par la modification des concentrations hormonales telles que l'adrénaline, les 17 hydroxycorticoïdes et l'hormone thyroïdienne, en revanche on va constater une baisse de la testostérone et de l'insuline.

Une situation peut être perçue par des canaux sensoriels comme, par exemple, la vision et retentir sur tout l'équilibre hormonal déclenchant par exemple des mouvements musculaires de réponses « d'attaque ou de fuite ». Les stimuli périphériques des cinq sens retentissent sur le système endocrine provoquant des sécrétions hormonales réactionnelles.

Ainsi, lors du premier saut en parachute, la peur engendrée entraîne une baisse du taux de testostérone, avec une augmentation de l'hormone de croissance et de l'adrénaline. Cette constatation est révélatrice de la diminution d'une fonction (rein-vessie) au profit de l'activation d'une autre (poumon-côlon).

Une étude faite chez les babouins par Robert Saposky en 1992 a montré que les babouins dominants dans une tribu avaient un taux de testostérone plus élevé. Cet effet a pu être contrôlé par les endorphines bêta et par une réceptivité différente à l'hormone lutéinisante. En revanche, les animaux dominés présentent un taux plus faible de réaction à la testostérone et une augmentation du cortisol.

Hormones et état dépressif

On a pu constater que l'état dépressif de certaines maladies était lié à la baisse de sécrétions thyroïdiennes. La maladie d'Addisson, liée à la surrénale, peut entraîner un état dépressif lié à une baisse des glycocorticoïdes. De nombreuses études ont montré que les changements comportementaux et affectifs et spécialement la dépression pouvaient précéder les effets physiologiques de sécrétions de cortisol.

On constate ce même état chez des femmes qui ont subi une castration chirurgicale.

Une dépression peut se retrouver bien avant l'apparition clinique d'une maladie. Ainsi dans la maladie de Cushing, qui se caractérise par un taux élevé de cortisol lié à une tumeur hypophysaire à ACTH. Les patients présentent dans 85 % des cas un état dépressif avant même l'apparition des symptômes de la maladie. La baisse de sérotonine semblerait être un facteur déterminant.

Différentes hypothèses

De nombreux tests de laboratoire proposent de lier la dépression à une perte des connexions synaptiques ; certains ont avancé que celles-ci pourraient être en rapport avec des neurotransmetteurs particuliers comme la sérotonine et la nor-adrénaline. Cette hypothèse en a amené d'autres. On a bien sûr évoqué l'axe hypothalamo-hypophyso-surrénalien. Le fait remarquable est que deux patients présentant les mêmes symptômes de dépression peuvent réagir différemment à l'action de drogues antidépressives.

La recherche s'est focalisée sur la production de marqueurs biologiques potentiels. Plusieurs d'entre eux font intervenir le système hypothalamo-hypophysaire et les réactions hormonales au stress. On s'est intéressé à l'axe hypothalamo-hypophyso-surrénalien car les dépressifs hospitalisés avaient une quantité élevée de cortisol dans le sang. On a pu mettre en évidence une mauvaise réponse au freinage de la dexaméthasone chez les déprimés. On émet alors l'hypothèse de l'implication de cellules de l'hypothalamus en rapport avec le système limbique. Elle provoquerait une stimulation soutenue de l'ACTH. D'autres systèmes hormonaux ont été explorés par les marqueurs de dépressions en particulier sur l'hormone de croissance et l'hormone thyroïdienne. Kalin et Coll constatent que les patients déprimés sécrètent deux fois plus d'hormones thyroïdiennes.

Antidépresseurs

À travers toute l'Histoire, les hommes ont absorbé toutes sortes de substances pour lutter contre l'état de stress : alcool, opiacés, barbituriques, scopolamine. L'Équanil a été la première substance anxiolitique avant que les benzodiazépines ne le détrônent (Valium). On a pu mettre en évidence que l'action de ce produit se ferait au niveau des récepteurs de l'acide gamma amino butyrique (GABA).

La sérotonine semble intervenir dans les troubles obsessionnels compulsifs. Certains médicaments comme la Clomipramine, antidépresseur tricyclique, réduisent les syndromes de la maladie. L'action intéressante de cette substance comme effet anti-obsessionnel est plus efficace que les autres antidépresseurs. Elle joue un rôle fondamental dans le blocage de sérotonine.

Morphologie

La morphologie diffère selon une prédominance glandulaire en fonction d'une imprégnation initiale.

Le thyroïdien est longiligne, grand, maigre avec des articulations souples et lâches. Une sensibilité et une sentimentalité prononcées le caractérisent.

Le surrénalien, plutôt large, la face ronde, la carrure importante, les articulations résistantes, est capable d'efforts prolongés.

L'hypophysaire grandit plus vite que les enfants de son âge, il a une musculature longue mais résistante, le visage plutôt triangulaire.

Le génital est le type le plus petit, du fait de l'apparition plus tardive des glandes sexuelles et de leur fonctionnement.

Les glandes retentissent sur le soma induisant non seulement des caractères physiques, mais aussi psychiques dans la mesure où elles interfèrent sur les émotions.

Elles agissent évidemment sur le métabolisme, par exemple, sur le métabolisme du calcium si important à étudier dans les cas de spasmophilie ou de pseudo-spasmophilie ; ce n'est pas parce que l'on ordonne une prise de ce métal à un enfant qu'il s'en trouvera mieux pour autant. Il convient de considérer un ensemble pour le régulariser. Il est donc intéressant de savoir quelle est, pour un individu donné, la glande dont le fonctionnement prédomine. À ce niveau, nous ferons une remarque identique : on ne remédie pas à une carence hormonale en estimant qu'il faut nécessairement administrer l'hormone incriminée, car la perturbation initiale a une autre origine, et la carence observée résulte, non pas d'une insuffisance intrinsèque, mais d'un dérèglement.

Il est prouvé que les hormones thyroïdiennes interviennent dans la synthèse des protéines, du système nerveux, du cerveau fœtal et périnatal. Elle induit la myélinisation du cerveau qui commence 4 semaines avant le terme. Une insuffisance ou une anomalie thyroïdienne entraîne des lésions cérébrales irréversibles, causes du retard mental. On compense en administrant à l'enfant des extraits thyroïdiens qui aident l'ossification mais restent alors bien impuissants à réparer les dégâts causés au niveau cérébral qui demeurent irréversibles.

6

LES COURANTS VITAUX

Un homme se singularise en fonction des groupes tissulaires auxquels il appartient. On a différencié les groupes ABO puis RH, enfin les antigènes HLA (Human Leucocyte Antigen) qui se trouvent à la surface des cellules nuclées comme les leucocytes.

Cette dernière découverte des groupes HLA a permis entre autres, une application remarquable sur les greffes d'organes. L'extrême polymorphisme génétique HLA a mis en évidence un lien entre certains groupes ethniques, et, partant, donné la possibilité de suivre ces groupes dans leurs migrations. Les gènes S.D. et L.D. permettent une approche extrêmement fine et une classification très précise des différents sujets. Elles permettent, en outre, d'établir une corrélation entre l'apparition de certaines maladies et leur groupe HLA.

Il devient légitime, dès lors, de penser que le sang contient toute l'évolution de l'humanité ; elle s'est inscrite profondément au niveau des gènes, puis les modifications inhérentes à la croissance aussi bien qu'à des facteurs extérieurs sont venues se surimprimer sur un fond existant. Ces phénomènes, liés au développement d'un individu, ont effacé ou négativé les informations antérieures acquises.

L'homme est en perpétuelle mutation, comme le prouve la possibilité rarissime de voir quelqu'un changer de groupe sanguin dans le système ABO ; une autre preuve encore : on a constaté que certains patients avaient supprimé des anomalies chroniques de leur formule sanguine en se guérissant d'une maladie. Cela revient à dire que le sang d'un individu, considéré à un moment donné, contient la mémoire de l'organisme et augure d'une évolution potentielle modifiable au cours du temps.

Ces courants vitaux correspondent à l'information véhiculée par le sang. Les récepteurs cellulaires obéissent à des sollicitations bien précises, ouvrant certaines portes qui permettent l'action secondaire d'autres produits. Tel se pose d'ailleurs le problème pour toute thérapeutique : quelles sont les portes à ouvrir avant de pouvoir atteindre le mécanisme interne de la fonction précise que l'on veut toucher ? Les métabolites circulants ont un rôle essentiel d'information, en fonction de leurs composantes, ils ouvriront une porte plutôt qu'une autre. Ainsi agissent d'une manière sélective les hormones, les acides aminés et, à un degré moindre, les vitamines. Signalons ici, le danger d'administrer des vitamines à hautes doses et sans discernement, on court le risque de dérégler un organisme par un dopage qui n'a aucun rapport avec une thérapeutique précise. Évidemment, si l'on estime qu'une vitamine C correspond à un besoin réel pour assurer la défense d'un organisme, on la prescrit.

Les courants vitaux correspondent donc à plusieurs sécrétions, en particulier aux hormones.

Des agressions peuvent les perturber :

– au niveau physique : { maladie chronique : cancer / atteinte microbienne / atteinte parasitaire }

– au niveau du psychisme : blocage de l'autorégulation hormonale par un choc psychique.

LES HORMONES

Les hormones et leur sécrétion jouent un rôle important dans le comportement de l'individu : comportement qui, lui-même, reflète un jeu cellulaire et métabolique soumis à cette direction hormonale.

Nous avons déjà vu comment la thyroïde présidait à la formation de l'individu et quelle était son influence dans le comportement. L'hypophyse, reliée à l'hypothalamus, sécrète aussi un nombre d'hormones importantes qui stimulent d'autres glandes ; ces dernières par un phénomène de *Feed-back* se chargent soit de modérer la sécrétion initiale, soit de la stimuler. Cette autorégulation hormonale s'accomplit sans heurts, mais une interaction psychique importante peut intervenir et troubler cette régulation. Le système limbique est le cerveau émotionnel alimenté par la perception des cinq sens qui véhiculent l'état émotionnel. Celui-ci peut retentir sur le cortex cérébral en rapport avec un déséquilibre organique. L'individu souffre alors d'un état dépressif, conséquence du blocage d'une autorégulation à la suite d'une induction psychique.

Nous étudierons ultérieurement ces phénomènes au chapitre : « Perturbations du vaisseau Gouverneur. »

Le traitement avec les métaux de structure sera bien différent selon l'origine présumée de la perturbation ; de plus, il faudra prêter la plus grande attention aux autres problèmes qui se conjuguent à la maladie reconnue.

Mme F… (quarante ans) présente à la suite d'une opération de l'utérus les symptômes d'une nervosité excessive, qu'une situation conflictuelle avec son fils a encore accrue.

Mme F. a été soignée à l'hôpital de Firmigny où l'on a diagnostiqué une tétanie typique qu'on a traitée par du calcium.

La crise tout à fait caractéristique s'était manifestée par une paralysie des jambes entièrement contractées, les mains se retournaient, douloureuses. L'administration de calcium par voie intraveineuse avait immédiatement soulagé la patiente. Depuis ce séjour à l'hôpital, Mme F… a continué à prendre du Ludiomil et du Tranxène.

La patiente consulte à ce stade. Elle se plaint d'avoir l'impression « d'être debout dans du feu », en revanche dès qu'elle ôte ses couvertures, elle grelotte. Ses mains et ses pieds sont, en permanence, glacés et mouillés.

Ce tableau typique auquel on ajoute des antécédents aussi précis évoque une spasmophilie.

Or l'examen énergétique ne révèle pas de perturbation calcique mais des troubles du zinc, du magnésium, du silicium, de l'or et de l'argent. Il ne s'agit donc pas d'une spasmophilie vraie ; la perturbation magnésium suffit à le prouver en partie, mais les anomalies silicium or argent attestent en particulier l'existence d'un problème ovarien qu'il importe de traiter dans un contexte général.

Le traitement suivant vise à rétablir un équilibre total :

Selenium oxydatum 4 CH
Zincum carbonicum 4 CH
Aurum muriaticum 9 CH
Aurum metallicum 4 CH
Selenium metallicum 4 CH
Argentum metallicum 4 CH
Argentum sulfuricum 4 CH
Magnesia muriatica 4 CH
Magnesia sulfurica 4 CH
Lycopodium 9 CH
Berberis vulgaris 4 CH
Onosmodium 4 CH
Sepia 9 CH
Vipera 4 CH

} *a.a.q.s.p. 30 g*

Mme F. revient deux mois après sa première visite. Aucune amélioration ne s'est manifestée. La patiente se plaint de maux de tête consécutifs au traitement. L'examen des vertèbres cervicales montre une relation entre ces maux et les cervicales qu'il faut traiter par une manipulation.

Il est nécessaire d'ajouter à la formulation du premier traitement les produits suivants :

– *Melilotus officinalis* 4/9 CH,
– *Scutellaria* 4 CH
afin d'obtenir l'impact nécessaire au niveau des sinus.

La patiente prend cette thérapeutique jusqu'au décrochage des points.

Un équilibre s'établit, pour ainsi dire immédiatement. La posologie adoptée au départ avait été trop forte, la cible ayant été dépassée, il s'était ensuivi de nouvelles perturbations. Un équilibre définitif est obtenu avec 6 granules alors que la prescription précédente était de 20.

La posologie est souvent très importante, elle dépend de la sensibilité du sujet. Ce que recherche le médecin, c'est une réponse à sa sollicitation thérapeutique. Elle sera donc variable. Si le sujet est très sensible, la posologie sera de 3 granules 1 jour sur 2. Dans le cas contraire, il faudra des quantités beaucoup plus importantes pouvant se compter par dizaine.

L'étude de ce cas prouve qu'il s'agissait bien d'une spasmophilie, mais les désordres ioniques mis en évidence par l'examen énergétique ont permis de découvrir l'impact ovarien, point de départ probable de la décompensation.

Madame L… trente-trois ans, prend la pilule depuis quatre ou cinq ans. Elle vient consulter parce qu'elle souffre de vertiges et que ses jambes sont si lourdes qu'elle est obligée de les asperger d'eau pour ressentir quelque soulagement. Sa fatigue l'accable ; aucun traitement n'apporte une quelconque amélioration.

À l'examen on note les perturbations suivantes :

- vésicule biliaire,
- pancréas,
- rein gauche,
- sigmoïde,
- rectum,
- sinus droit,
- cœur gauche,
- utérus,
- perturbation du vaisseau Gouverneur.

On met en évidence les désordres ioniques suivants :

- lithium,
- aluminium,
- calcium,

L'ion lithium signe un dérèglement hypothalamique.
L'ion aluminium atteste un dérèglement hypophysaire.
Le calcium un trouble parathyroïdien.

Énergétiquement, on ne décèle aucune perturbation magnésium. Il n'y a donc pas lieu de donner du magnésium, au contraire on induirait, en commettant cette erreur, tout un processus pathologique.

La remarque du Dr Palvinal, sur l'augmentation de magnésium érythrocytaire lors de l'administration de lithium pourrait être intéressante, en effet Mme L… souffre d'une spasmophilie vraie, vérifiée tant par les examens cliniques qu'énergétiques, mais on ne peut découvrir chez elle un point magnésium, seuls apparaissent les points calcium, aluminium, lithium. Il semble probable qu'un rapport métabolique rétablit l'équilibre entre ces différents ions. Il importe dans un tel cas de ne pas recourir à une thérapeutique à court terme, mais de bien comprendre les désordres qui permettent un rétablissement énergétique se concrétisant par un équilibre général total sans que l'on ait recouru à un traitement anxiolitique annexe, ou même à n'importe quelle prescription complémentaire. Il a été administré :

Aluminium metallicum 4 CH
Aluminium muriaticum 9 CH
Lithium metallicum 4 CH
Lithium carbonicum 4 CH
Chionanthus 4/9 CH
Berberis vulgaris 4/9 CH
Ignatia 9 CH/4 CH
Lycopodium 4/9 CH
Vipera 9 CH
Iris versicolor 9 CH

} *a.a.q.s.p. 30 g*

Le résultat ne s'est pas fait attendre. Immédiatement rééquilibrée par l'acupuncture, Mme L... a continué à se bien porter, aucun trouble nouveau ne l'a désormais affectée.

Nous savons que nombres d'hormones sont liées au métabolisme de certains métaux. En ce qui concerne la spasmophilie vraie, parahormone calcitonine et vitamine D jouent un rôle capital dans le métabolisme calcique en interférant aux niveaux suivants : les os, le rein, l'intestin ; l'équilibre phospho-calcique du squelette est tributaire également des hormones thyroïdiennes qui agissent aussi sur l'homéostasie minérale en favorisant le renouvellement du calcium et du magnésium osseux.

Les œstrogènes exercent en outre une action sur le métabolisme calcique. Cela prouve qu'en ce qui concerne la parathyroïde, le calcium, le magnésium, le phosphore sont les ions responsables des troubles métaboliques. D'ailleurs, le plus souvent, ces trois ions s'intriquent selon la prédominance de la perturbation de l'un d'eux, qui détermine une réaction en chaîne. Voilà pourquoi il faut demeurer très circonspect avant d'adopter une thérapeutique, quand on soupçonne une spasmophilie vraie. Cette spasmophilie est-elle à prédominance calcique, magnésique ou phosphorique ?

L'alimentation suppose l'absorption de métaux rares, desquels on ne soupçonne même pas la présence. On les ingère ainsi parce qu'ils existent naturellement dans notre environnement. On comprend qu'ils puissent induire dans notre organisme une réaction biochimique d'après un programme génétique donné.

LES OLIGOÉLÉMENTS

Quelques chercheurs ont parlé de l'influence des oligoéléments dans l'impact catalytique enzymatique. Certes, on a vérifié cette action catalytique et l'on connaît avec certitude les niveaux où interfèrent les métaux considérés.

Cependant notre expérience nous a permis d'affirmer que l'influence de certains métaux sur l'équilibre énergétique s'exerce par l'intermédiaire d'une action surtout hormonale.

Nous avons ainsi étudié l'impact de chacun des métaux de la classification de Mendeleïev. Ces résultats n'ont rien d'étonnant puisque l'homme est lié au cosmos comme les métaux qui en sont issus.

Toutes les glandes sont sensibles à des métaux spécifiques ainsi que les structures du système nerveux central, qui joue un rôle important dans l'autorégulation hormonale.

Quand se produit une perturbation des récepteurs au niveau cérébral, l'autorégulation hormonale se sidère sans qu'il y ait blocage central. La perturbation psychique apparaît secondaire et liée à un problème essentiellement métabolique.

Une anomalie osseuse du crâne, congénitale ou accidentelle, arrête les échanges au niveau du liquide céphalo-rachidien et gêne des fonctions sous-corticales comme celle du thalamus ou de l'hypothalamus. Cela implique la nécessité d'une connaissance convenable des problèmes ostéopathiques, parfois consécutifs à des chocs très minimes.

LES ACIDES AMINÉS

Les acides aminés sont nécessaires à la fabrication de chaque protéine constituant notre organisme.

Ils sont fabriqués et assimilés suivant un programme bien défini. Selon leur nombre, ils influencent des sites cellulaires en leur communiquant une information résultant de leur pool général.

La fabrication endogène s'effectue à partir d'une information de l'acide désoxyribonucléique (ADN) qui se répercute au niveau de l'acide ribonucléique (ARN), jusqu'aux mitochondries qui fabriquent certains acides aminés.

Les autres, d'origine exogène, sont apportés par l'alimentation.

On les nomme « acides aminés indispensables » car ils ne peuvent être synthétisés par les cellules, encore que ces dernières interviennent dans leur évolution au cours du temps. Par exemple, la lysine, acide aminé indispensable chez l'enfant, ne l'est plus chez l'adulte, car elle est alors synthétisée.

L'étude des différents acides aminés permet de déceler une relation entre des perturbations générales et des excès ou des carences d'absorption. Ce programme métabolique d'assimilation et de fabrication des acides aminés se trouve en rapport direct avec des perturbations énergétiques de l'organisme. Une telle constatation nous incite à étudier comment chaque individu réagit à une protéine donnée selon sa dilution. On vérifie que l'on obtient un effet inverse entre une 4e centésimale et une 30e centésimale homéopathique.

On a longtemps estimé que si un élément s'avérait indispensable mieux valait en être riche !

L'arginine, nécessaire au niveau du foie, participe à la détoxication intervenant sur le cycle de l'urée. Il semble logique qu'un apport plus important d'arginine soit en rapport avec un meilleur fonctionnement hépatique. Or, ici, ce raisonnement logique conduit à l'erreur. Ainsi, l'arginine, acide aminé indispensable, doit-il être freiné chez certains patients.

Une fois de plus, on s'aperçoit que l'excès d'un élément se produit toujours au détriment d'un autre ; les Chinois avaient saisi ce rapport, les Américains n'en semblent pas encore conscients, tout au moins si l'on observe leurs habitudes alimentaires et les perturbations qu'elles impliquent.

Tel auteur « chante » les miracles de la vitamine C, tel autre consacre des pages à la vitamine E ; en fait, un organisme exige impérativement l'équilibre alimentaire, une absorption massive et inconsidérée d'un élément est dangereux.

En testant chaque acide aminé en fonction de la réaction propre de l'organisme considéré, il a été possible de prescrire au patient les acides aminés nécessaires dans des dilutions adéquates à leur tendance. Ce bilan établi, il s'avère que le pool de ces acides aminés ainsi répertoriés correspond exactement à l'induction morbide de l'organisme. Ce décodage d'acides aminés rend possible un traitement aussi rigoureux que celui que l'on a pu établir avec les métaux.

Les acides aminés déterminés de la sorte établissent alors le programme qui préside à la destinée de l'individu. L'information ainsi donnée à l'organisme le rééquilibre non pas en traitant les déficits produits par cet organisme lui-même, mais en intervenant dans la genèse de l'information. Un traitement d'acides aminés exerce un impact extrêmement puissant, apporte le rétablissement et, en général, la guérison de la spasmophilie sans pour autant s'attaquer aux métaux généralement incriminés.

L'expérience prouve que deux acides aminés sont souvent en cause : le glycocolle ou glycine qui intervient dans le métabolisme calcique, souvent administré en 4 CH et la proline qui se trouve souvent dans le rapport inverse, en 30 CH.

Les autres acides aminés interfèrent en fonction de dérèglements hormonaux sur des sphères différentes. L'interprétation de ces résultats positifs n'est pas décisive. Pour l'instant, on formule des hypothèses ; seul le résultat patent et constant de ce décodage protéique autorise la certitude de se trouver sur la bonne voie et d'apporter au patient une thérapeutique unique. Cette thérapeutique est susceptible de modifier l'organisme à tel point que l'induction initiale de la spasmophilie peut totalement disparaître.

Cet équilibrage protéique donne des résultats encore plus intéressants dans toutes les maladies systémiques, en particulier celles qui intéressent le système réticulo-endothélial. Ainsi, voit-on disparaître une anomalie dans le sang.

Les tests de laboratoire confirment ce résultat.

C'est dire l'intérêt de ce décodage très difficile à réaliser. Il permet donc d'obtenir le rééquilibrage général de l'individu sans que l'on ait, en fait, traité un point particulier.

Mme Louise C., trente-huit ans, souffre d'une spasmophilie diagnostiquée comme telle par les examens habituels. Malheureusement, les traitements adoptés n'ont apporté qu'une amélioration relative puisqu'on pallie les insuffisances du traitement par la prise constante de magnésium, de Tranxène 10 et de Valium.

Pourtant Mme C. ne se remet pas, elle se plaint de vertiges qui la contraignent à s'allonger, elle a « les jambes en coton » ; la moindre émotion aggrave ces troubles. Un spectacle triste exaspère sa sensibilité excessive jusqu'à lui faire éprouver de sérieux malaises.

À l'examen, on note différentes perturbations organiques, et surtout des troubles vésiculaires qui pourraient expliquer les nausées. On impute à une congestion utérine l'aggravation des symptômes pendant les règles.

Les désordres ioniques : lithium, calcium, magnésium, aluminium et soufre, permettent de vérifier le rapport entre les perturbations organiques et ces troubles électrolytiques :

Nous prescrivons le traitement suivant :

Lithium 4 CH
Lithium metallicum 4 CH
Aluminium metallicum 4 CH
Calcarea silicata 4 CH
Magnesium muriaticum 4 CH
Magnesium sulfuricum 4 CH
Lycopodium 4/9 CH
Berberis vulgaris 9 CH
Chimaphyla 4 CH
Sepia 4 CH

} *a.a.q.s.p. 30 g*

Une amélioration rapide se manifeste, on poursuit le traitement qui correspond donc exactement aux paramètres perturbés et on explique à la patiente comment elle peut moduler la prescription en fonction de son état.

Malheureusement Mme C. est perdue de vue. Huit mois plus tard, elle revient consulter : elle a abandonné son traitement et ses troubles se sont à nouveau manifestés. Après vérification, on ordonne un traitement identique au premier puisque les paramètres sont les mêmes ; cette fois encore l'amélioration s'affirme rapidement. Cependant, on envisage un décodage protéique calqué sur son équilibre énergétique.

Proline 30 CH
Glycine 4 CH
Acide aspartigue 4 CH
Arginine 30 CH
Leucine 4 CH
Lysine 30 CH
Alanine 4 CH

} *a.a.q.s.p. 15 g*

5 granules 2 ou 3 fois par jour

La prescription homéopathique peut être arrêtée ; le traitement par acides aminés suffit, on le poursuit plusieurs mois jusqu'à la disparition définitive de tous les troubles.

DÉCODAGE DES ACIDES AMINÉS

Nom :

Prénom :

ACIDE ASPARTIQUE	4 CH	30 CH
ACIDE GLUTAMIQUE	4 CH	30 CH
ALANINE	4 CH	30 CH
ARGININE	4 CH	30 CH
CYSTINE	4 CH	30 CH
DIIODO TYROSINE	4 CH	30 CH
GLYCINE	4 CH	30 CH
HISTIDINE	4 CH	30 CH
HYDROXYPROLINE	4 CH	30 CH
ISOLEUCINE	4 CH	30 CH
LEUCINE	4 CH	30 CH
LYSINE	4 CH	30 CH
MÉTHIONINE	4 CH	30 CH
NORLEUCINE	4 CH	30 CH
ORNITHINE	4 CH	30 CH
PHÉNYLALAMINE	4 CH	30 CH
PROLINE	4 CH	30 CH
SERINE	4 CH	30 CH
THRÉONINE	4 CH	30 CH
TRYPTOPHANE	4 CH	30 CH
TYROSINE	4 CH	30 CH
VALINE	4 CH	30 CH

L'approche thérapeutique est souvent plus complexe. Les quelques observations choisies se concrétisent par des perturbations relativement simples des métaux de structure. La plupart du temps, il en est autrement. Les malades étudiés ont tous eu deux traitements : l'un correspond aux métaux de structure, l'autre au décodage des acides aminés. Les 22 acides aminés permettent à eux seuls de rééquilibrer une information perturbée. Aujourd'hui, on peut avoir une approche plus facile en considérant qu'une perturbation des métaux de structure et des acides aminés n'est que la conséquence d'un dysfonctionnement des organes, qu'il suffit de nourrir pour leur permettre de s'autoréguler.

En fait, on pourrait peut-être aborder autrement cette affection en disant que la spasmophilie correspond à un dérèglement de l'autorégulation de l'organisme, avec une exacerbation des réponses à un environnement souvent hostile, qui va se manifester cliniquement par une « hyperexcitabilité neuromusculaire ». On peut l'objectiver électriquement par l'électromyogramme, qui se révèle l'examen tout à fait spécifique de cette affection. L'enregistrement au repos présente les caractères d'une activité répétitive spontanée.

AUTORÉGULATION GÉNÉRALE DE L'ORGANISME

Nous pouvons considérer qu'il existe plusieurs niveaux dans cette orchestration harmonique de l'individu, en fonction des signaux envoyés par l'ADN, ordinateur au niveau du noyau cellulaire.

L'ADN contient deux types de chromatine. Elles peuvent se voir lorsque l'ADN se met sous forme chromosomique. On distingue alors une partie euchromatique et une autre hétérochromatique. Cette dernière serait en rapport direct avec l'environnement et les événements extérieurs. Elle n'a pas de rôle proprement dit dans la transmission structurelle des acides aminés, mais jouerait un rôle de modulateur et de régulateur qui peut dans certains cas modifier les informations de l'euchromatine constitutive.

Chaque cellule représente un tout : toute l'information de l'individu y est contenue.

C'est cet aspect totipotent des cellules végétales qui a pu être démontré, c'est-à-dire qu'à partir d'une seule cellule qui contient tous les gènes, il est possible de fabriquer n'importe quelle cellule d'un organisme complexe. Cette totipotence de la cellule existe également chez l'homme, mais les cellules perdent ce pouvoir au fur et à mesure de leur évolution du stade embryonnaire jusqu'à l'homme adulte.

SIDÉRATION DE L'ORGANISME PAR LES AGENTS EXTÉRIEURS

On ne peut donc parler de terrain spasmophilique sans définir les interactions qui existent sur ce terrain. Or, au niveau de la cellule, on peut considérer qu'il existe trois niveaux.

• Le noyau cellulaire correspond au bureau informatique. C'est le chef d'orchestre de l'organisme. C'est lui qui peut intervenir sur les éléments métaboliques et interférer sur l'économie.

• Le secteur cytoplasmique correspond aux structures de l'être, correspond au secteur métabolique, à l'usine.

• Le secteur extracellulaire correspond au côté nourricier de la cellule. C'est également le secteur où se trouvent véhiculées les informations par le courant circulatoire à tout l'organisme.

Nous voyons sur le schéma ci-après les différents niveaux où l'on peut agir : relations entre noyau et cytoplasme et secteur nutritionnel extracellulaire.

Le secteur intracellulaire correspond au côté métabolique de l'être. Son équilibre énergétique favorisera les échanges avec le milieu extérieur, donc une vie de relation plus harmonieuse.

Nous voyons sur ce schéma les relations des différents niveaux à traiter et leur relation :

– noyau
– cytoplasme
– secteur extracellulaire.

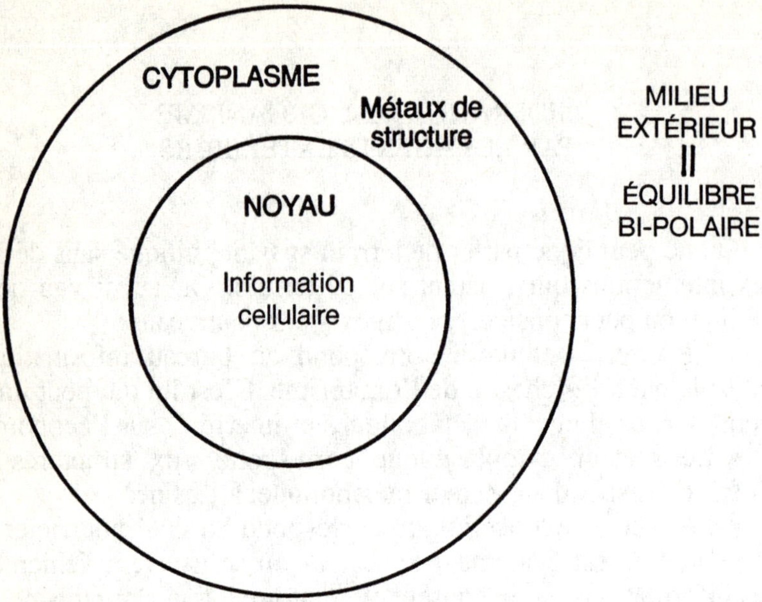

Nous avons déjà défini que chaque individu réagissait en fonction de son imprégnation hormonale.

On pourrait schématiser le mode relationnel de chaque individu en fonction de ses glandes.

Ainsi :

- *le thyroïdien* aura la larme à l'œil, et pleurera au moindre stress, sa sensibilité est extrême.
- *le medullo-surrénalien* prendra un coup de sang, en déchargeant son adrénaline et deviendra tout rouge, le cœur se mettra à battre.
- *le corticosurrénalien* aura un malaise, ne sentira plus ses jambes, ou tombera dans les « pommes ».
- *le gonadique* sortira ses poings.
- *le parathyroïdien* fera sa crise de tétanie typique, caractéristique.

Mais, la plupart du temps, on aura une réaction en rapport avec la résultante de ces différentes imprégnations. Il est trop facile de mettre une étiquette alors que l'individu est un tout complexe avec des interactions de différents secteurs, les uns avec les autres.

Ces diathèses, différents reflets de l'hérédité parentale et de l'évolution de l'enfance, correspondent à un acquis structurel lié en partie à l'information du noyau cellulaire.

Cette fluctuation hormonale se module dans le temps : la lunaison (cycle féminin), années (puberté, ménopause), jour et nuit (sécrétions nocturnes et diurnes), on connaît les répercussions possibles sur le travail de nuit, sur les navigants avec les décalages horaires.

Nous avons donc envisagé les relations avec les métaux de structure et les hormones. Ces métaux sous forme de gluconate se retrouvent dans les oligosols classiques. Ils ont un impact très précis comme on peut le voir sur le tableau.

Les métaux sont de ce fait le support de différents niveaux de la matière vivante. Ils changent d'information suivant le support qui les véhicule.

Les métaux extracellulaires nutritionnels doivent se trouver sur un support protéique particulier. Ainsi, la prêle contient énormément de silice, les épinards beaucoup de fer. Il existe une différence importante entre la silice « végétalisée » se présentant sous forme d'*Equisetum* et la silice elle-même. Les métaux utilisables sans danger d'une façon non spécifique doivent obéir à des critères nutritionnels.

Il existe également une différence fondamentale entre les métaux de structure et ceux intervenant dans des fonctions enzymatiques. La molécule avec laquelle les métaux se trouvent combinés leur confère des propriétés différentes. Il en est de même pour les métaux au niveau du noyau cellulaire qui se trouvent combinés sur les bases des nucléotides.

Consultons le schéma de l'imprégnation des différents métaux de structure : les cibles ont été déterminées par l'expérience clinique en utilisant des métaux en dilution homéopathique 4 CH (stimulation).

LYMPHOÏDE		Ba (56)	B (4)				
Gonade	Au (79)	Os (76)	Se (34)	Ag (47)	Sr (38)	Pb (82)	
Cortico 5	K (19)	F (9)	Na (11)	Cu (29)	Sn (50)		
Minéralo surrénale	Pd (46)	Tb (65)	Zr (40)	Hg (80)			
Médullo	Mg (12)	Hf (72)	Dy (66)	Zn (30)			
Thyroïde	Mn (25)	O (8)	Co (27)	S (16)	I (53)		
Parathyroïde	P (15)	Ca (20)	Si (14)	Fe (26)	Ti (22)		
Thymus	Be (4)	Br (35)		Mo (42)	Hg (80)		
Hypophyse	Ni (28)	As (33)	Nb (41)	U (92)	Al (13)	V (23)	
Post Hyp.		Ru (44)		Pd (46)		Ti (81)	
Hypothalamus	La (57)	Ce (58)	Li (3)	W (74)	Pr (59)	Th (90)	
Thalamus	Gd (64)	Ga (31)	Bi (83)	Tb (65)	Er (68)	Nd (60)	
Épiphyse	Ge (32)	Sb (51)	Ti (22)	Pt (78)	Rb (37)	Ac (89)	Tl (81)
Cervelet	Hf (72)		Ge (32)	Ir (77)	Cr (24)		
Bulbe	Pa (9)	Ac (89)	Rb (37)	In (49)	Cs (55)	Ru (44)	Sc (21)
Foie 32	Tb (65)		Yt (70)	Sn (50)			

ÉTUDE D'UN CAS

Prenons l'exemple d'un patient et recherchons quels sont les métaux perturbés.

L'examen énergétique donnera les remèdes suivant en fonction des désordres :

GONADE	*Or-Osmium-Selenium*
CORTICOSURRÉNALE	*Cuivre*
MINÉRALOCORTICOÏDE	*Palladium*
THYROÏDE	*Manganèse-Iode*
PARATHYROÏDE	*Phosphore-Calcium-Silicium-Titanum*
HYPOPHYSE	*Aluminium*
HYPOTHALAMUS	*Cerium-Lithium*
BULBE	*Caesium-Ruthenium*

Et la formulation qui en suivra sera la suivante :

Aurum metallicum 4 CH
Osmium 4 CH
Selenium 4 CH
Cuprum metallicum 4 CH*
Palladium 4 CH
Manganum muriaticum 4 CH
Iodium 4 CH
Acidum phosphoricum 4 CH
Calcarea silicata 4 CH
Silicea 4 CH
Titanum oxyd 4 CH
Aluminium metallicum 4 CH
Cerium 4 CH
Lithium 4 CH
Caesium 4 CH
Ruthenium 4 CH

} *a.a.q.s.p. 30 g*

Elle semble assez complexe mais correspond exactement aux paramètres perturbés. Nous voyons sur cette formulation qu'aucun élément, autre que les métaux, n'a été ajouté.

La formulation à elle seule est totalement efficace. Il suffit pour le vérifier de rechercher sur le malade les éléments qui lui sont propres.

Nous constatons sur ce tableau général que chaque métal correspond à un secteur particulier.

Ainsi, au niveau THYROÏDIEN, on peut noter :

manganèse, cobalt, soufre, iode

Au niveau MÉDULLO-SURRÉNALIEN :

magnésium, hafnium, dysprosium, zinc

Cela veut dire que chacun des éléments correspond à une structure spécifique. Il n'est donc pas question de prescrire à un individu du *magnésium,* ou du *calcium sous* prétexte qu'il a des signes de spasmophilie.

À chaque métal ou métalloïde correspond une cible particulière qui lui est propre. La thérapeutique appliquée doit être fonction de la cible, faute de voir induire des perturbations.

Cette maladie peut être abordée d'une manière structurale, mais exige de la part du médecin un examen qui demande beaucoup de précision. C'est une des clés thérapeutiques de cette affection.

Cette hyperexcitabilité neuromusculaire est liée totalement à un déséquilibre entre extérieur et intérieur.

L'intérieur : ce sont ces métaux de structure qu'il convient de rétablir avec des clés précises.

L'extérieur : c'est l'équilibre de la membrane cellulaire en rapport avec le milieu qui la baigne.

Ainsi, en nourrissant le secteur extérieur nutritionnel par un régulateur général de la membrane cellulaire, on favorise les échanges et de ce fait on améliore 85 % des spasmophiles. Si l'on ajoute à cette nutrition générale, d'autres compléments nutritionnels s'adressant à des fonctions d'organes particulièrement sollicités, on constate, au bout d'un certain temps, que les métaux de structure n'ont plus besoin d'être utilisés.

Nous envisagerons ultérieurement ce domaine au chapitre XVI.

Le patient présente des symptômes divers dont il faut tenir compte pour faire un diagnostic, mais les troubles dont il souffre sont liés la plupart du temps à des perturbations énergétiques qui peuvent induire des troubles fonctionnels (qu'il faut bien sûr éliminer) et éventuellement par la suite des désordres lésionnels.

Il n'est pas question de traiter le malade d'une façon symptomatique mais de remettre en place les différents éléments permettant de restructurer l'organisme.

Lorsque l'on veut refaire correctement une maison par exemple, il faut reprendre les structures, faire tomber les plâtres, reprendre les murs, la charpente. À partir de là, on fera un bon travail.

Il en est de même ici, la restructuration par les métaux de structure est essentielle. Elle est suffisante, dans la grande majorité des cas, pour faire disparaître tout trouble fonctionnel. Elle permet ainsi de redonner un équilibre relationnel avec le milieu extérieur.

La recherche des métaux se fait sur le malade de deux manières.

• Soit après avoir rétabli l'équilibre ionique, par l'acupuncture par exemple, en utilisant des compléments énergétiques alimentaires qui permettent de rétablir le rapport entre extérieur et intérieur.

On peut alors tester chacun des métaux. Il faut qu'ils n'induisent aucune perturbation dans l'organisme, cela veut dire qu'il existe alors une cible précise, correspondant au métal ou métalloïde en question.

• Une autre méthode consiste à rechercher les métaux qui permettent d'équilibrer les points TINGS chinois soit avec l'appareil de WOLL, le MORA ou le VEGATEST.

Tous les métaux recherchés doivent être prescrits en 4 CH. Des dilutions plus hautes ne toucheraient pas les mêmes niveaux. On peut utiliser les oligoéléments, les gluconates qui joueront le même rôle et ne donneront aucune perturbation dans la mesure où il existe une cible correspondante.

Ainsi, en fonction de la fiche du patient présent, on peut prescrire la formulation homéopathique : *manganèse cuivre.* Du *cuivre,* de *l'aluminium,* mais en aucun cas ni *magnésium,* ni du *cuivre or argent.*

Les cibles ne correspondant pas, il faudrait alors utiliser du *magnésium* nutritionnel.

Une thérapeutique doit être adaptée à la cible et tant que la cible existe, elle peut être poursuivie. Si cette cible tombe, la thérapeutique induit alors des perturbations sur l'organisme. Par cette même approche on peut utiliser toutes les thérapeutiques, le seul critère valable est qu'elle soit calquée sur la cible. Ainsi, il ne peut y avoir de querelles d'écoles.

On voit ici l'ouverture d'esprit de cette médecine préconisée depuis quinze ans. Il ne peut y avoir de querelles d'écoles. Toutes les thérapeutiques peuvent être utilisées dans la mesure où elles correspondent à une cible précise existant chez le malade.

Ainsi, en obéissant aux règles de la médecine énergétique, allopathie, homéopathie, acupuncture ont droit de cité dans la mesure où elles respectent l'équilibre énergétique de l'individu. Dans certains cas, lorsqu'il y a urgence, on peut utiliser des thérapeutiques lourdes. Le rôle du médecin sera alors de compenser les désordres induits pour redonner un meilleur équilibre général.

Chez ce patient, on note également un problème bulbaire qui peut être d'origine métabolique, par exemple les suites d'une anesthésie mais également lié à un problème ostéopathique crânien (accident de voiture, forceps à la naissance...). Dans ce cas, il y a lieu de traiter le problème ostéopathique crânien qui peut interférer sur l'équilibre métabolique.

Dans le cas cité, nous voyons qu'une première formulation va être valable pendant environ 2 ou 3 mois. Pour certaines personnes, la posologie sera plus importante, la période de traitement plus courte.

Au bout d'un certain temps, la thérapeutique non seulement ne sera plus valable, mais elle sera néfaste car elle ne sera plus adaptée. Elle induira des perturbations. Il faudra alors reprendre le traitement et traiter les cibles restantes, la formulation sera donc la suivante :

Aurum metallicum 4 CH
Cuprum metallicum 4 CH
Palladium 4 CH
Manganum muriaticum 4 CH
Acidum phosphoricum 4 CH
Calcarea silicata 4 CH
Silicea 4 CH
Aluminium metallicum 4 CH
} *a.a.q.s.p. 30 g*

Les malades ont vite fait de sentir l'amélioration mais également passé un certain délai, l'effet néfaste d'une thérapeutique trop longtemps conduite.

On va alors modifier la formulation en fonction des cibles restantes. Une amélioration s'en ressentira pendant un certain temps. Un nombre de structures sera également remis en place jusqu'à ce qu'il n'y ait plus de métaux de structure à traiter.

Dans la majorité des cas, le patient ressent un mieux-être dans sa vie de relation avec les autres. Le fait de retrouver un meilleur équilibre relationnel, le fait accéder à de nouveaux réflexes comportementaux qui vont lui permettre une autorégulation de son métabolisme général. Cette approche structurale physique correspond à une inscription métabolique organique qui va améliorer un équilibre physique et psychique.

La plupart de ses symptômes ont disparu, il est possible éventuellement une fois la structure en place d'étudier d'autres niveaux perturbés et de les traiter. Ainsi, on peut faire un décodage d'acides aminés et stimuler les organes.

Notre propos est ici d'étudier les problèmes relationnels en fonction de l'imprégnation de chaque individu. La clé obtenue par les métaux que nous venons de survoler permet d'équilibrer tous les malades atteints d'une spasmophilie vraie.

Ce mode relationnel est lié à l'imprégnation hormonale de chaque individu et chaque stress extérieur retentit sur cet équilibre métabolique.

Rétabli, cet équilibre métabolique permet à l'individu de mieux vivre, d'avoir des structures plus solides.

7

EXAMEN DU MÉDECIN

NOTRE RELATION AVEC LE MONDE

L'homme, dès sa naissance, se trouve projeté dans ce mouvement perpétuel qui anime l'univers. Immédiatement, le milieu ambiant tend à conditionner cet enfant qui ne fait pas irruption dans ce monde démuni de bagages ni dépourvu de possibilités réactionnelles. Le petit enfant, riche du matériel génétique transmis par ses parents, s'adapte en répondant aux sollicitations de son environnement. Nous bénéficions de l'expérience acquise par l'humanité depuis des millions d'années, ce pool génétique, incessamment modifié, nous le transmettons à nos enfants, modulé en fonction de notre propre histoire. Nous contribuons donc, dans les biens faibles limites de notre vie, à l'évolution de l'humanité.

C'est par une approche externe que nous parvenons par déduction à une relative compréhension des problèmes internes.

Relative, certes, car pour s'assurer d'une totale compréhension, il faudrait que l'aspect extérieur reflète fidèlement la « chose en soi ». Au cours d'un examen on ne recueille jamais qu'un faisceau de significations qui nous permet d'appréhender les causes probables du désarroi perçu.

En palpant un ventre, le médecin met en évidence un signe : douleur ou contracture, attestant une atteinte organique. C'est toujours en périphérie que vient s'objectiver le désordre central.

Que montre un examen biologique ? Le reflet de la concentration sanguine de certains éléments : image imparfaite, parfois même peu fiable, de ce qui se passe au niveau cellulaire. Par exemple : qu'atteste l'ionogramme ? (dosage des métaux dans le sang).

Il fournit un résultat chiffré, statique, qui n'est pas toujours en rapport avec l'intimité cellulaire. La membrane cellulaire joue le rôle d'une barrière dans les échanges avec le milieu extérieur, elle n'autorise son passage qu'en fonction de gradient osmotique, de sa polarisation ou de sa dépolarisation. Les dosages les plus courants ne concernent que les éléments qui se trouvent dans le milieu extracellulaire donc ne révèlent pas les désordres survenus au sein même de la cellule.

Quand on étudie le problème du calcium dans la spasmophilie, on constate que le dosage reste normal, alors que la quantité de calcium réellement disponible et efficace est insuffisante. Ainsi s'impose la nécessité d'investigations beaucoup plus poussées pour parvenir à comprendre le métabolisme calcique perturbé. On pourrait en dire autant pour les autres métaux. Le taux normal d'un métal ou d'un métalloïde n'implique ni son équilibre métabolique ni son efficacité inductionnelle.

Notre approche se trouve donc vite limitée, puisque nous ne pouvons appréhender les choses que de l'extérieur. Cependant, on a la certitude que les dosages anormaux de certains éléments circulants attestent une pathologie réelle : déficit de magnésium érythrocytaire ou baisse du taux de potassium sont significatifs.

Mais si, par exemple, cette chute du taux de potassium signe une perturbation à laquelle il faut remédier, cela n'implique pas qu'on doive apporter du potassium au patient pour pallier son déficit, car ce défaut de potassium par le jeu d'un mécanisme métabolique, peut fort bien être lié à une autre transmutation ; apporter du potassium aggraverait alors le déséquilibre.

Il faut rester très circonspect au cours de l'approche des faits ; l'analyse reste, certes, indicative, mais il importe de savoir l'intégrer à tout un ensemble de phénomènes complexes pour prétendre à une compréhension satisfaisante du cas envisagé.

L'HOMME PROJETTE SES PROBLÈMES EN PÉRIPHÉRIE

L'examen clinique ne constitue donc qu'une approche extérieure du malade.

Une douleur signale le désarroi interne d'un organe, certes, mais elle se manifeste en surface, se réveillant à la palpation ou la percussion. Dès lors on comprend que le rôle du médecin consiste à dialoguer avec son malade de deux façons :

PAR L'INTERROGATOIRE

C'est au cours de l'interrogation que le patient a l'occasion de manifester quelques symptômes, de préciser ses sensations, d'évoquer les circonstances dans lesquelles sont apparus ses troubles, d'expliquer ce qui, selon lui, les calme ou les aggrave. Ces indications orientent le praticien qui, cependant, réserve avec prudence son diagnostic, car la vérité, toujours très subtile, n'autorise pas ces déductions hâtives qui sont à l'origine de graves erreurs.

PAR L'EXAMEN

Par un examen clinique le médecin met en évidence des signes qui échappent au patient mais qui sont d'une importance primordiale dans l'établissement du diagnostic, aussi le praticien s'attachera-t-il à noter avec attention tous les petits détails qui vont lui permettre de s'orienter : rougeur, modification de la pupille, décalcification des ongles.

La percussion, la palpation fournissent des éléments significatifs. Ainsi le signe de Babinski, qui se recherche en excitant la face externe du pied, permet de suspecter une atteinte de la moelle quand, à la stimulation, répond « une élévation lente et majestueuse » du gros orteil. Dans une spasmophilie, les signes de Chvostek et de Trousseau sont aussi des réponses de l'inconscient du malade.

Une conception énergétique va au-delà de ces recherches classiques de réflexes, ses techniques d'investigation, beaucoup plus précises, permettent au malade « qui sait tout » de livrer ses secrets physiologiques les plus inconscients au médecin « qui ne sait rien ».

Le praticien commence par prendre les pouls, se renseignant ainsi sur la perturbation possible de différents organes. Ensuite il propose à l'inconscient du malade certains ions qui font réagir les pouls de manière significative.

8

L'EXAMEN CLINIQUE DU SPASMOPHILE

La prise des pouls permet de diagnostiquer une perturbation énergétique d'organe. Cet examen délicat exige une expérience, il ne peut être pratiqué que par des acupuncteurs de talent et très exercés.

Le pouls cubital droit donne des indications sur l'activité des organes suivants : poumon, gros intestin, estomac, rate, pancréas, maître du cœur, triple réchauffeur.

Le pouls cubital gauche pris de bas en haut – et de la profondeur à la superficie : cœur, intestin grêle, foie, vésicule biliaire, rein, vessie.

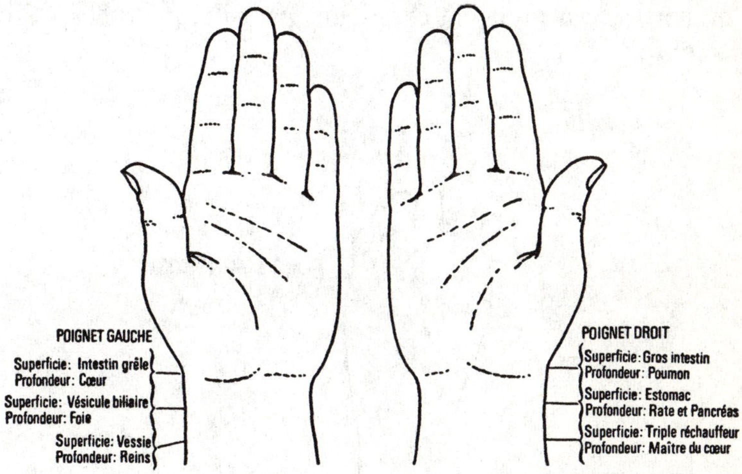

Des points de stimulation modulent, par voie réflexe, les pouls.

Des points du corps, sensibles à la douleur, en fonction de perturbations des pouls reflètent les déséquilibres.

Les perturbations énergétiques d'organes sont en rapport avec le déséquilibre glandulaire qui les a précédées ou qui les a induites. C'est pour cette raison que la résultante ionique de l'organisme permet de rétablir un organe dans un ensemble en traitant tous les problèmes qui lui sont afférents.

Ces points attestent un dysfonctionnement. Les troubles organiques sont liés à un déséquilibre total que le dosage ne caractérise pas toujours.

Seule compte la réalité clinique et énergétique, qui permet de tester minutieusement le patient afin de le rééquilibrer. Le résultat obtenu justifie l'hypothèse initiale. C'est ainsi, par exemple, que nous procédons pour rechercher la relation d'un métal donné par rapport à sa cible.

Certaines réactions chimiques ne s'effectuent qu'en présence d'un catalyseur. Un dosage normal des différents composants laisse supposer une réaction convenable, mais si le catalyseur indispensable manque, la réaction escomptée ne se produit pas. C'est pourquoi on n'augure pas de l'efficacité d'une hormone donnée dans un secteur particulier en ne se fiant qu'au seul dosage.

En stimulant le pied gauche, on fait apparaître un point ionique, cette réponse ne signifie plus désordre hormonal mais sidération de l'organisme par un agent extérieur : parasite, microbes, déficit immunitaire.

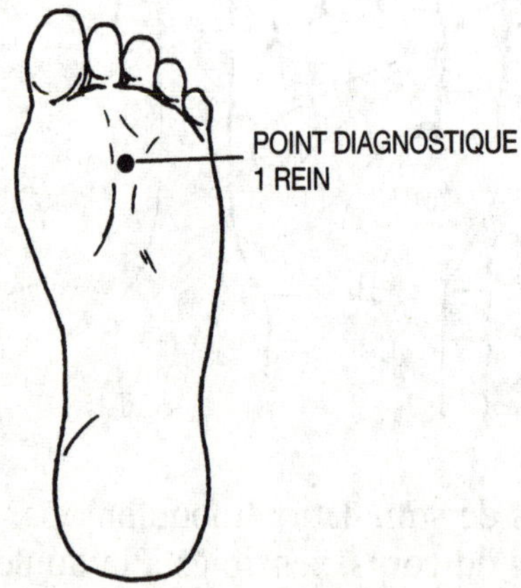

Un autre point nous intéresse également. C'est le point « Gouverneur 23 » que la médecine chinoise appelle le Chang Sing.

Il se situe au sommet de la tête, sur la fontanelle. Si la stimulation de ce point induit un point ionique, il existe une perturbation du vaisseau Gouverneur en rapport avec un problème psychique. Nous donnerons plus loin des explications plus précises à ce sujet.

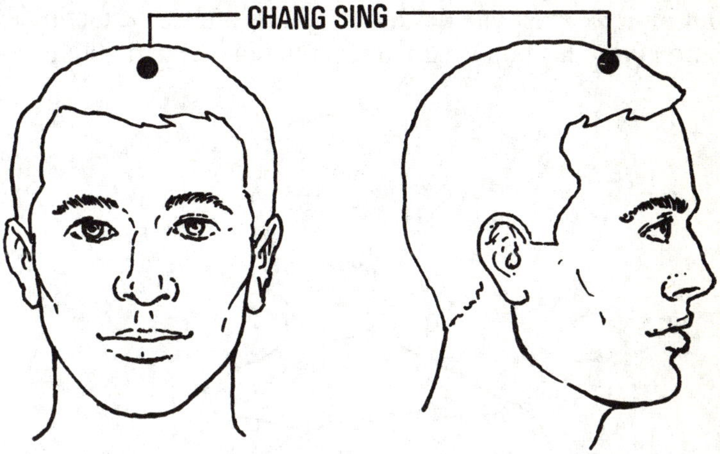

En rapport avec l'équilibre hormonal

La stimulation du pied droit avec une électrode en cuivre fait apparaître un point douloureux au niveau du manubrium sternal, reflétant une perturbation générale.

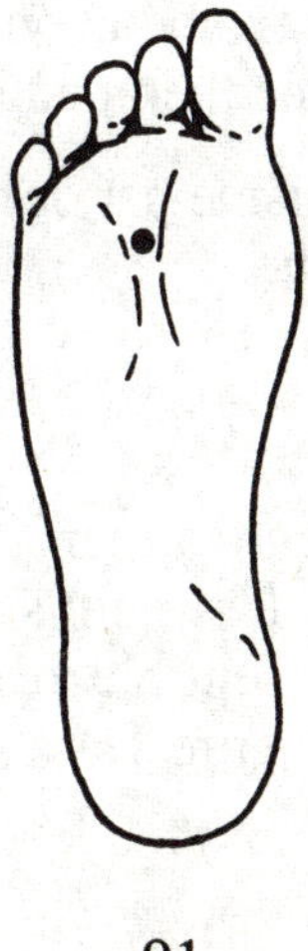

Point ionique

Après avoir mis en évidence ce point ionique, il suffit de rechercher les produits capables de le négativer.

Pour atteindre ce résultat, on place dans la main droite du patient, le ou les ions que l'on suppose perturbés.

La prise des pouls permet cette approche. La négativation du point ionique ainsi que des autres points atteste l'exactitude de la relation entre les points supposés et la réalité énergétique.

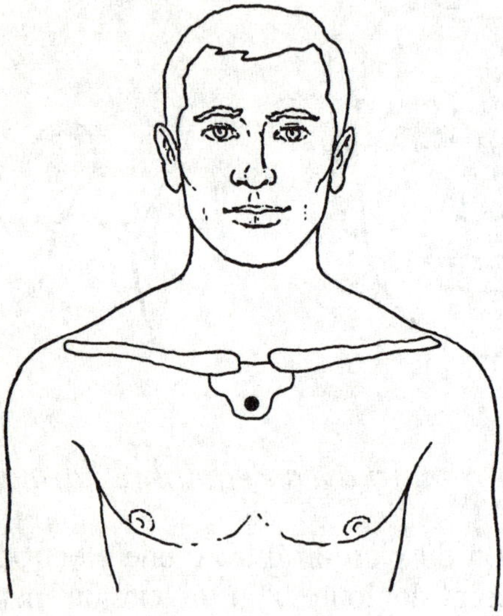

Ainsi au terme de cet examen, on aura établi les différents points essentiels à une bonne thérapeutique :

1. Sidération de l'organisme par des éléments exogènes,
2. Perturbation psychique,
3. Problème hormonal,
4. Ions incriminés.

La médecine énergétique a permis d'établir une carte de l'organisme où figurent les points remarquables. Le point ionique à lui seul est susceptible d'indiquer la solution qu'il convient d'adopter pour mettre fin à un déséquilibre global de ces points.

Cela intéresse tout particulièrement la recherche d'un diagnostic précis de spasmophilie. Aujourd'hui, en utilisant la nutrition endocellulaire, il est possible de mettre en évidence une amélioration de ces points cutanés sans avoir utilisé des métaux de structure. Cela n'enlève aucune valeur au diagnostic et à l'utilisation de cette technique qui exige un suivi médical rigoureux. La nutrition cellulaire simple permet de nourrir un terrain. Il n'y a pas le risque inhérent à une thérapeutique.

Les ions concernés

Dans la spasmophilie ou la pseudo-spasmophilie il importe d'établir un bilan ionique : nous l'avons constaté, même dans une tétanie bien caractérisée, les examens biologiques restent souvent muets, et la calcémie s'avère normale ; parfois cependant, une calciurie signe une spasmophilie : pour un praticien il n'est pas évident de diagnostiquer l'ion perturbé et d'agir en fonction de ces perturbations.

Un abaissement du magnésium érythrocytaire est certes un élément diagnostique incriminant une perturbation du métabolisme du magnésium, mais n'infirme nullement qu'il existe d'autres perturbations d'ions associés pouvant retentir sur un équilibre général. Une thérapeutique liée uniquement à un apport de magnésium est insuffisante car elle ne tient pas compte des intrications métaboliques.

Or, les perturbations ioniques régissent tout l'équilibre d'un individu.

Il suffit de rétablir cet équilibre général pour que disparaissent les troubles, qu'ils soient digestifs, nerveux, osseux ou gynécologiques. Par exemple, une femme qui présente des perturbations calciques et phosphoriques peut, en rétablissant ces désordres, atténuer ou même supprimer les troubles gynécologiques qui l'affectaient.

Mme Christine C., vingt-six ans, mariée depuis deux ans se plaint d'avoir toujours souffert au moment des règles. Cependant ces douleurs s'aggravent à tel point qu'elle a l'impression « d'en perdre la tête ». Les calmants l'apaisent, certes, mais à condition que la patiente se repose à la maison pendant les premiers jours des règles.

Elle n'a pas pu se présenter aux épreuves du bac qui précisément coïncidaient avec ces jours fatidiques !

Sur ce fond d'irritabilité et d'hypersensibilité se greffe un problème obsessionnel : celui des difficultés des rapports avec son mari, elle ne peut avoir d'orgasme et de ce fait consulte plusieurs gynécologues tant elle craint de ne pouvoir être mère. L'examen accuse une importante congestion utérine, un problème hépatique certainement en rapport avec une congestion du bassin. On constate les perturbations ioniques suivantes :

- calcium,
- sélénium,
- argent,
- zinc.

Il s'agit d'une perturbation calcique en rapport avec la parathyroïde. Le sélénium et l'argent sont liés à un désordre ovarien.

Le zinc avec la médullo-surrénale.

Le traitement suivant s'impose :

Argentum metallicum 4 CH
Zincum metallicum 4 CH
Selenium oxydatum 4 CH
Calcarea silicata 4 CH
Calcarea fluorica 4 CH
Silicea 4 CH
Pulsatilla 4/9 CH
Chimaphyla 4 CH
Sepia 9 CH
Berberis vulgaris 4/9 CH
} *a.a.q.s.p. 30 g*

La malade retrouve son équilibre, cependant elle souffre encore de règles douloureuses. On ordonne alors un drainage complet. La thérapeutique ainsi formulée modifie complètement l'état de la malade qui a dès lors, dit-elle, « l'impression de revivre enfin ».

Un an plus tard, elle est enceinte et donne naissance à un petit garçon. Aujourd'hui on aurait pu obtenir le même résultat en utilisant une nutrition appropriée : un régulateur général associé à une nutrition du côlon (qui correspond au côté obsessionnel). On pourrait également nourrir l'utérus et le sein (expression de la féminité).

Plusieurs résultantes ioniques peuvent être visualisées :

1. La résultante ionique en rapport avec un *dérèglement hormonal.* Stimuler le point 1 Rein, du pied droit par une simple plaque de cuivre. Une telle stimulation rend douloureux le point ionique situé au niveau du manubrium sternal, à cinq travers de

doigt au-dessous de l'insertion de la clavicule. Rechercher les métaux susceptibles de neutraliser ce point ; on procède de même pour d'autres points ioniques (voir *La Médecine énergétique*).

Une telle recherche s'effectue en plaçant les métaux correspondants dans la main du malade ; les points ioniques disparaissent alors ; on en déduit immédiatement le type de perturbation hormonale qui affecte le patient.

Ainsi, si le calcium et le magnésium sont capables de supprimer l'induction de ces points, on se trouve devant une véritable spasmophilie. Cependant, très souvent, les perturbations du calcium se rattachent à d'autres combinaisons possibles. La thérapeutique classique ne donne pas toujours les résultats escomptés parce que le problème initial très complexe n'a pas été élucidé par le type d'examen classique.

Ces problèmes se présentent sous les formes suivantes :

Calcium-Aluminium : l'aluminium signe le déséquilibre hypophysaire, immédiatement on émet l'hypothèse d'un trouble hypophyso-parathyroïdien.

Calcium-Aluminium-Lithium montrent un problème analogue auquel s'ajoute un déséquilibre hypothalamique attesté par le lithium.

Si, dans ce second cas particulier, nous appliquions la thérapeutique précédente, elle s'avérerait insuffisante donc nulle et même néfaste. De même, il serait vain de prétendre appliquer au premier cas la thérapeutique requise par le second cas.

Insistons sur le fait qu'une thérapeutique curative ne saurait être que spécifique, c'est-à-dire exactement calquée sur la perturbation ionique correspondante. Toujours une histoire de clé ! Un cran de plus ou de moins et la porte demeure close ! La précision rigoureuse, la parfaite adaptation du traitement à la complexité du cas sont les conditions nécessaires d'une recherche de la thérapeutique en *médecine énergétique.* Le désordre hormonal préside au déséquilibre de l'individu, il correspond au squelette immuable autour duquel se fixent quelques éléments autorisant plus de souplesse dans la conception d'un traitement.

Une pièce de métal glissant sur une autre : c'est un système rigide ; certes, il peut fonctionner, mais pour obtenir plus de souplesse, il faut en lubrifier les pièces.

Cette constatation explique la nécessité du traitement adjuvant. Autour des métaux considérés existent des remèdes qui donnent plus d'élasticité à l'ensemble : les plantes surtout, qui « lubrifient », permettent à la thérapeutique choisie d'agir sans heurts ni grincement. On choisit ces remèdes d'après une typologie homéopathique précise et surtout en fonction de leur impact énergétique. Par exemple, on sait que *Chelidonium* a un tropisme sur le lobe droit du foie ; *Carduus Marianus* sur le lobe gauche. *Lycopodium* correspond à des désordres vésicule biliaire et pancréatique avec une latéralité droite. *Nux vomica* sera administré dans les cas de pléthore hépatique.

Ainsi, dans un arsenal thérapeutique, suivant les désordres ioniques rencontrés, la perturbation des pouls et des points, nous effectuons un choix en vue de l'élaboration d'une thérapeutique complète permettant le rééquilibrage total de l'individu.

Mais on ne parvient à un tel résultat qu'en l'absence d'une atteinte lésionnelle. L'efficacité du traitement retenu est quasi immédiate ; si le rétablissement escompté ne s'effectue pas, il y a une erreur de diagnostic ou, surtout, un éventuel problème lésionnel latent.

Le rééquilibrage s'avère insuffisant s'il existe d'autres interactions qui interfèrent la perturbation initiale et la modulent.

Que convient-il alors de faire ? Rechercher le déséquilibre ionique en rapport avec la sidération de l'organisme par un agent étranger ; ainsi une infection, des parasites donnent des signes de pseudo-spasmophilie, car le malade ressent cette grande fatigue caractéristique. Un exemple illustrera ce cas :

Mme V… se plaint de troubles divers : angoisse s'aggravant vers 18 heures, impossibilité de se lever le matin, crampes nocturnes, et surtout, elle ne supporte plus ces vertiges qui la contraignent à maintenir sa tête sur l'oreiller le plus souvent possible.

D'emblée on note des troubles *calcium-potassium.*

La stimulation du pied gauche fait apparaître une importante perturbation ionique. Quand on cherche à négativer le point ionique, on s'aperçoit que le *Fluvermal,* le *Poconéol n° 82* suppriment l'induction.

Un autre point atteste une perturbation calcique ; il s'agit bien d'une spasmophilie mais à laquelle s'ajoute un problème intestinal latent qu'il faut traiter sinon le rééquilibrage complet de cette malade ne serait pas atteint.

On lui prescrit le traitement suivant :

Fluvermal, 2 comprimés par jour 3 jours de suite.

Poconéol n° 82, 10 gouttes 2 fois par jour pendant 1 mois et un traitement homéopathique visant à rétablir ce déséquilibre Ca – K

Calcarea silicata 4 CH *Calcarea fluorica* 4 CH *Kalium muriaticum* 4 CH *Kalium fluorosilicum* 4 CH *Pulsatilla* 4/9 CH *Cina* 9 CH *Lycopodium* 4/9 CH	*a.a.q.s.p. 30 g* 3 granules 3 fois par jour

Deux mois plus tard le problème parasitaire a totalement disparu. La malade se sent transformée, plus de vertiges, plus de fatigue. Elle a retrouvé un sommeil réparateur. Aujourd'hui, à la lumière de la physiologie fonctionnelle des organes et des méridiens, on peut dire que la spasmophilie a souvent pour cause une perturbation du couple d'organes qui concerne le poumon et le côlon. Il y a donc toujours lieu d'évoquer la possibilité d'une atteinte parasitaire associée.

Trop souvent, nombre de médecins méconnaissent les problèmes parasitaires qui offrent des symptômes ressemblant étrangement à ceux d'une spasmophilie. L'atteinte vermineuse par sa répercussion ionique retentit sévèrement sur l'équilibre général, en particulier sur l'excitabilité neuromusculaire.

De tels ennuis ne se dissipent pas si facilement ! La thérapeutique allopathique aide à se débarrasser des parasites, mais cela prend du temps. Il faut, en cas d'insuccès, recourir à la prise d'huiles essentielles de plantes qui, en traitant le terrain, sont plus bactéricides et antiparasitaires que les thérapeutiques classiques de notre pharmacopée.

Un traitement homéopathique renforce cette recherche d'équilibre. La recherche d'une thérapeutique adéquate, par l'allopathie, l'aromathérapie ou l'homéopathie, obéit à des critères rigoureux permettant la négativation des points. Elle ne s'effectue que si une sérieuse vérification a précédé l'application thérapeutique. Une prescription d'huile essentielle n'est pas anodine quand on ne la soumet pas aux impératifs d'une médecine énergétique.

D'ailleurs, toutes les thérapeutiques, même celles que l'on classe sous la rubrique de « médecines douces », deviennent dangereuses quand on les emploie inconsidérément, ou alors il faudrait admettre qu'étant inefficaces elles ne servent à rien. Tout le problème se résume au rapport adéquat entre la thérapeutique choisie et la cible assignée. Quand la médication s'adapte à une cible à l'exclusion des autres, aucune répercussion fâcheuse n'est à redouter. En revanche, si l'on dépasse la cible, on provoque une induction susceptible de perturber complètement l'organisme : au lieu d'améliorer l'état du malade, on risque de l'aggraver. Cette remarque importante s'adresse également à un grand nombre d'anciens patients, qui ressentant des symptômes qu'ils estiment analogues à ceux de leurs troubles antérieurs, reprennent une ordonnance ancienne sans avis médical. Il importe de leur répéter qu'une thérapeutique n'est valable que pour un temps : en effet, si la cible a disparu et qu'elle n'a plus tendance à réapparaître, il devient dangereux soit de poursuivre abusivement un traitement, soit de le reprendre. Une thérapeutique, même très toxique, n'induit aucun trouble quand elle se calque sur l'équilibre de l'individu et quand elle vise une cible particulière. Cela est aussi vrai pour un problème parasitaire que pour un germe, quelle que soit la thérapeutique adoptée.

Le professeur Guillé [1] a affirmé à son tour cette vérité par une nouvelle expérimentation : une thérapeutique dépassée réinduit des processus identiques à ceux que l'on venait de corriger par un traitement judicieux. N'est-ce pas là faire sienne l'affirmation anticipatrice de Hanneman : *Similia-similibus-curantur*.

Pour vérifier, qu'il n'existe pas d'induction extérieure (parasitaire ou microbienne), stimulons le pied gauche comme on a déjà stimulé le pied droit. Si rien ne se passe, il n'y a pas d'interférence extérieure, alors on applique le traitement programmé initialement.

Parfois, cette stimulation fait apparaître deux points : « le point ionique » associé à un autre que nous nommerons « le point rate » et qui, lui, se situe à trois travers de doigt sous la clavicule gauche. La sensibilité simultanée de ces deux points fait penser à une atteinte du *système réticulo-endothélial,* à une atteinte immunitaire. Alors, trouvons la thérapeutique à adopter en recherchant une éventuelle lésion. Un cancer latent peut se révéler de la sorte mais le plus souvent, il n'existe qu'un problème de terrain, en rapport avec un déficit immunitaire.

Traiter une maladie comme une spasmophilie alors que l'individu est atteint d'un cancer serait une faute grave. Mais, dans

1. Voir son livre *L'Alchimie de la vie*, Éd. du Rocher.

certains cancers hormonaux, comme celui du sein, on ne néglige pas la possibilité de l'existence d'une spasmophilie latente, fond sur lequel un choc affectif a joué, décompensant un état de dérèglement hormonal en une induction cancéreuse. Cette hypothèse apparaît d'autant plus intéressante que le cancer du sein s'accompagne toujours d'un dérèglement folliculinique, lui-même susceptible de retentir sur l'équilibre calcique. Quel est alors le point de départ de cette transformation dans le temps ?

Le cancer est un dérèglement des notions d'espace et de temps au niveau cellulaire et qu'un « affect » peut en être quelquefois le point de départ (en ce qui concerne les cancers hormonaux).

Dans de nombreux cas de cancer du sein, nous avons remarqué que les thérapeutiques visant à un rétablissement calcique s'imposaient en adjuvant de toute chimiothérapie. La calcitonine, hormone parathyroïdienne, s'avère quelquefois nécessaire au rétablissement des courants vitaux perturbés.

Les quelques exemples décrits ont été choisis parmi de nombreuses fiches où le nombre de métaux perturbés étaient très peu important, ce qui n'est pas la majorité des cas.

Il peut y avoir quatre ou cinq métaux, mais cela est relativement rare. La plupart du temps, on va retrouver dix à quinze métaux perturbés et même davantage.

Ainsi, Mme Antoinette V., vingt-huit ans, présente une spasmophilie depuis dix ans. Ses crises n'ont pas cessé de s'aggraver jusqu'à des contractures extrêmement douloureuses au point qu'il faut, après la crise, faire appel à une manipulation pour lui remettre en place les membres.

Elle fait régulièrement des crises de tétanie qui l'obligent à se coucher.

À la première consultation, elle a fait une crise typique de tétanie avec une polypnée, une contracture de tous les muscles très impressionnante pour toute personne assistant à cet état clinique.

Qu'il s'agisse d'un syndrome typique ou non, l'examen sera systématiquement le même. Nous faisons d'ailleurs pour chaque malade une fiche se composant d'une première partie où nous notons le déséquilibre énergétique de chaque organe. La deuxième partie correspond aux métaux de structure perturbés.

On note sur la fiche :

Bilan énergétique :

FOIE – VÉSICULE BILIAIRE – ESTOMAC – REIN **D** et **G**
PANCRÉAS – DUODÉNUM – INTESTIN – JÉJUNUM
GROS INTESTIN – CÆCUM
TRANSVERSE ASCENDANT – DESCENDANT
SIGMOÏDE – RECTUM
CŒUR D et **G** – SINUS D et G
POUMON D et G
OVAIRE D et G – UTÉRUS D et G
CONGESTION DU BASSIN
VESSIE D et G
PROSTATE D et G – VÉSICULE SÉMINALE D et G
ARTÈRE – VEINE – RATE – LYMPHATIQUE
MAÎTRE DU CŒUR
TRIPLE RÉCHAUFFEUR
HORMONE
S.N.C. – SYMPATHIQUE – PARASYMPATHIQUE

Sidération de l'organisme
- Parasites
- Immunitaires
- Autres causes

GOUVERNEUR
CONCEPTION

EXTRACELLULAIRE YING-YANG

Désordres ostéopathiques : CRÂNIEN – DORSALE
CERVICALE – LOMBAIRE

Il est évident qu'un tel bilan va donner une liste exceptionnelle de remèdes à prendre :

Aurum metallicum 4 CH *Osmium metallicum* 4 CH *Selenium oxydatum* 4 CH *Argentum metallicum* 4 CH *Strontium carbonicum* 4 CH *Natrum muriaticum* 4 CH *Cuprum metallicum* 4 CH *Stannum metallicum* 4 CH *Manganum muriaticum* 4 CH *Cobaltum metallicum* 4 CH *Calcarea silicata* 4 CH *Silicea* 4 CH *Titanum oxydatum* 4 CH *Nicollum carbonicum* 4 CH *Aluminium metallicum* 4 CH *Lanthanum oxydatum* 4 CH *Cerium* 4 CH *Lithium muriaticum* 4 CH *Tungstenium metallicum* 4 CH *Praseodyne* 4 CH *Thorium* 4 CH *Gadolinium* 4 CH *Gallium* 4 CH *Bismuthum* 4 CH *Terbium* 4 CH *Erbium 4* CH *Neodymium* 4 CH *Caesium* 4 CH *Ruthenium* 4 CH *Ytterbium oxydatum* 4 CH	*a.a.q.s.p. 30 g*

Il est certain que cette liste peut laisser sceptique sur l'action thérapeutique d'une telle prescription et affoler le pharmacien qui devra la préparer avec précision. Et pourtant, cette thérapeutique est calquée comme une clé à l'équilibre énergétique de l'individu.

Un élément en plus : par exemple *Magnesia mur,* retentira sur l'équilibre général en entraînant une perturbation.

Par un examen énergétique, nous pouvons noter que les perturbations centrales psychiques sont en fait liées au retentissement organique.

En recherchant dans les antécédents de la patiente, on retrouve la notion de chute importante sur la tête au cours d'un accident, ainsi qu'une naissance difficile où un forceps a été nécessaire.

On retrouve aussi une cause vraisemblable à cette perturbation métabolique au niveau bulbaire. Nous lui prescrivons la thérapeutique avec tous ces métaux et l'engageons à voir un ostéopathe crânien au bout de deux mois de traitement.

Trois mois plus tard, les métaux concernant l'hypothalamus, le thalamus et le bulbe sont complètement rétablis, les problèmes ovariens également, si bien que l'on se trouve devant une ordonnance beaucoup plus courte :

Natrum muriaticum 4 CH
Cuprum metallicum 4 CH
Stannum metallicum 4 CH
Manganum muriaticum 4 CH
Aluminium metallicum 4 CH } *a.a.q.s.p. 30 g*
Cobaltum metallicum 4 CH
Calcarea silicata 4 CH
Titanum oxydatum 4 CH
Silicea 4 CH

Une grosse amélioration a été constatée. Elle n'a plus de graves crises de tétanie, mais un état latent.

Il est évident, à la lecture de cette seconde ordonnance, qu'il existe des problèmes spécifiques, *Calcium, Titanum, Silicum,* éléments de fond de la spasmophilie.

Nous lui adjoignons alors du SPECYTON CARTILLAGE PARATHYROÏDE, 1 suppositoire 3 fois par semaine.

Le DÉDROGYL testé ne donne aucun résultat. Il est donc éliminé de l'arsenal thérapeutique.

Deux mois plus tard, les cibles, *manganèse, cobalt* sont complètement saturées, ainsi que *Natru mur* et *Stannum met.*

Le traitement sera donc le suivant :

Calcarea silicata 4 CH *Silicea* 4 CH *Titanum oxydatum* 4 CH *Aluminium metallicum* 4 CH *Lycopodium* 9 CH *Berberis vulgaris* 4/9 CH *Solidago* 4 CH *Ignatia* 4 CH	*a.a.q.s.p. 30 g*

SPECYTON CARTILLAGE PARATHYROÏDE est continué en même temps que nous commençons un décodage des ACIDES AMINÉS.

Quelques mois plus tard, cette jeune femme ne présente plus aucun trouble et ne prend plus aucune thérapeutique.

Cet exemple montre simplement qu'il faut beaucoup de rigueur pour définir une thérapeutique et c'est seulement à cette condition que l'on pourra dire « LA SPASMOPHILIE VAINCUE ». À la lumière des conceptions actuelles. On aurait pu aider le terrain avec une nutrition spécifique du muscle. Celui-ci a pour fonction le mouvement qui entraîne le souffle respiratoire. On le trouve toujours perturbé dans la spasmophilie. Ce souffle, c'est aussi le couple de méridiens poumon côlon. On pourrait donner comme nutrition du terrain un régulateur général Nutri-Yin Nutri-Yang associé au nutriment du muscle et aux nutriments du poumon et du côlon. Lorsqu'un problème existe depuis longtemps il y a toujours un retentissement au niveau cérébral, qui doit conduire tous les organes, et au niveau métabolique, qui doit leur apporter l'énergie nécessaire. On aurait pu donc conseiller également un nutriment du cortex cérébral et de l'hypothalamus associé a un nutriment du foie. Dans cette approche, il semble qu'il y avait en même temps une composante cérébrale associée à une perte de son insertion.

9

LES ATTEINTES EXTÉRIEURES DE L'ORGANISME

Elles ont diverses origines :
- parasitaire,
- microbienne,
- médicamenteuse,
- autres...

LES PROBLÈMES PARASITAIRES

Les éléments qui constituent la nature sont en équilibre. Notre propre existence dépend, en grande partie, des ressources que nous procure la terre.

Cependant, des organismes peuvent se développer aux dépens d'autres. Si nous sommes, en liaison intime avec la terre et son milieu, notre organisme peut être parasité, nous pouvons être, à notre tour, parasités par des micro-organismes qui s'installent en nous, et y prospèrent. Souvent, un problème parasitaire se manifeste par des troubles divers, le plus souvent bâtards, auxquels il faut prendre garde et les traiter convenablement.

Les spasmophiles qui sont, pour bon nombre d'entre eux, affectés par des perturbations calciques associés à des séquelles de déminéralisation, offrent un terrain propice à l'éclosion des parasites ; voilà pourquoi il est primordial de rechercher, systématiquement, une atteinte parasitaire latente chez les spasmophiles.

Les parasites exercent sur l'organisme une action sidérante, il en va de même pour toute atteinte extérieure microbienne.

L'économie de l'organisme, déjà d'emblée bouleversée, se modifie à cause de l'intrusion métabolique de cet agent extérieur dans le milieu ambiant.

Diagnostic

1. Diagnostic clinique

Il se formule à la suite de l'interrogatoire du patient : il se plaint de démangeaisons à l'intérieur du nez ou autour de l'anus. Parfois on parvient à comprendre les variations de son irritabilité en fonction d'un cycle lunaire (mais il reste difficile de trouver cette conjonction). Cependant, chez un enfant asthmatique l'aggravation des malaises à chaque lunaison autorise nettement le diagnostic d'une action parasitaire surajoutée.

2. Diagnostic coprologique

Il est plus ou moins facile de l'établir, il importe de renouveler les examens. Évidemment, les petits éléments vermineux qui apparaissent sur les marges de l'anus indiquent une infestation par oxyures ; le test du « Scotch » permet alors de recueillir ces vers.

3. Diagnostic énergétique

Il s'établit en stimulant le point du pied gauche (voir *La Médecine énergétique*) ; le point ionique apparaît alors, il n'est pas significatif d'une parasitose, mais d'une atteinte de l'organisme par un agent extérieur (par exemple microbien) ; éventuellement, une thérapeutique médicale mal conçue a induit un processus métabolique de ce type.

Traitement des parasitoses

1. Allopathique

Parfois, on est obligé de recourir à des produits toxiques proposés par la pharmacopée allopathique.

– *Fluvermal*
– *Povanyl*
– *Combantrin*
– *Humatin*

On recourt à ce type de produits à la seule condition de bien vérifier qu'il parvienne à négativer le point ionique mis en évidence par la stimulation du pied gauche : on s'assure ainsi que le remède exerce son activité valable sans nuire à l'équilibre général de l'organisme. En effet, cela a déjà été dit, toute thérapeutique qui dépasse sa cible est susceptible d'induire une pathologie qui lui est propre.

2. Traitement homéopathique

En homéopathie, certains remèdes ont un impact bien particulier sur les parasites.

• *Cina :* c'est le remède clé de l'oxyurose de l'enfance. Il exerce une action élective sur le système nerveux et se trouve en rapport étroit avec les troubles spasmodiques ; l'augmentation de la réflexibilité répond à une irritabilité des plexus abdominaux. Ce remède qui, à fortes doses, constitue un efficace antiparasitaire, suscite chez l'homme sain des phénomènes analogues à ceux qui accompagnent l'invasion parasitaire. On vérifie par là cette règle de l'homéopathie : *Similia similibus curantur.*

Toute cible dépassée tend à réinduire les troubles que l'on traite.

• *Chenopodium :* on l'utilise à dose allopathique contre les parasites, il agit sur la circulation cérébrale (hémicranie droite). Il a un impact digestif en particulier sur la vésicule biliaire.

• *Abrotanum :* il agit surtout dans la sphère digestive, et, sélectivement, sur les ganglions mésentériques. Il affecte la zone nerveuse, se manifestant par une alternance d'hyperexcitabilité et de dépression.

Remède souvent administré au jeune enfant à gros ventre, irritable et agressif – remède aussi de la fatigabilité et de la tendance à l'apathie.

Par son impact au niveau hépatique, il joue un rôle dans les ennuis parasitaires.

• *Silicea :* c'est le remède spécifique des états spasmodiques ; nous avons déjà indiqué qu'un état spasmophilique s'associe souvent avec un problème parasitaire.

• *Spigelia :* se rapproche des troubles parasitaires par son action sur la sphère nerveuse. C'est le remède homéopathique de la névralgie.

Ses indications se résument ainsi :
– troubles de l'hyperexcitabilité, en particulier névralgie, boulimie (dues aux vers) avec douleurs stomacales et intestinales,
– palpitations accompagnées de douleurs cardiaques,
– insomnie nerveuse,
– rhumatisme (muscles, articulations des mains et des pieds).

Les huiles essentielles

Elles offrent un grand intérêt par leur indéniable action bactéricide et antiparasitaire. Elles exercent leur pouvoir aussi bien sur les germes que sur les parasites. Leur influence sur un germe particulier se révèle par un aromatogramme – d'une manière analogue, on prouve la sensibilité d'un germe à un antibiotique par un antibiogramme.

Cette thérapeutique efficace se calque sur l'équilibre énergétique de l'individu. Mais l'usage des essences de plantes n'est pas sans danger, on a tendance à estimer qu'« issues de la nature » les essences ne sauraient nuire. C'est une attitude aussi naïve que dangereuse. Toute thérapeutique, quelle qu'en soit l'origine, ne saurait être inoffensive, sinon il faudrait admettre sa parfaite neutralité, donc son inefficacité.

Les huiles essentielles les plus couramment utilisées :

– *Ail*
– *Chénopode*
– *Hysope*
– *Lavande*
– *Carvi*
– *Thym*
– *Girofle*
– *Lavande*
– *Santonine*
– *Térébenthine*

Mme Véronique E., quarante-six ans, souffre de malaises apparus récemment depuis environ deux ans à la suite d'un voyage en Égypte. Très superstitieuse, elle voit dans ses troubles les méfaits de l'Égypte.

Nerveuse, elle l'était déjà avant son voyage, cela est incontestable mais les malaises qu'elle présente aujourd'hui sont sans commune mesure avec ce passé relativement récent. Madame E. se plaint de crises d'angoisse et de contractures qui surviennent épisodiquement et ne cèdent qu'à l'administration de calcium intraveineux quelquefois complété par un Valium. Les médicaments prescrits se sont révélés insuffisants.

À l'examen on découvre des désordres digestifs vésiculaires et pancréatiques mais surtout un côlon très spasmé.

La recherche des désordres ioniques démontre une perturbation de *calcium, potassium, magnésium.*

La recherche d'une sidération de l'organisme prouve un point qui s'annule avec le *Fluvermal* ou le *Poconeol 82.* Il s'agit donc vraisemblablement d'un problème parasitaire associé à une spasmophilie latente décompensée par ce problème parasitaire.

Les examens de laboratoire ne sont pas significatifs. On prescrit un traitement général pour rétablir l'équilibre nerveux.

Traitement

Aluminium metallicum 4 CH
Aluminium muriaticum 4 CH
Calcarea silicata 4 CH
Calcarea fluorica 4 CH
Ignatia 4/9 CH
Lycopodium 9 CH
Cina 4/9 CH
Pulsatilla 9 CH
Magnesia silicata 4 CH
} *a.a.q.s.p. 30 g*

Fluvermal : 2 comprimés 3 fois par jour.

Les résultats enregistrés trois mois plus tard sont peu concluants. Pourtant la thérapeutique semble bonne, mais elle n'a pas suffi à décrocher le point parasitaire.

On complète la prescription par des huiles essentielles que l'on vérifie immédiatement sur les points énergétiques pour assurer l'impact positif.

Huiles essentielles *Hysope* *Thym* *Citron* } *a.a.q.s.p. 15 ml*

5 gouttes 3 fois par jour.

Il a fallu huit mois pour parvenir à la disparition définitive de l'induction parasitaire. Pour obtenir la guérison de la spasmophilie latente, il a fallu poursuivre la première partie du traitement.

Aujourd'hui, à la lecture de cette observation, on s'intéresserait un peu plus à la cause déclenchante du voyage qui a été l'élément d'aggravation d'un état nerveux. Certes, l'étiologie parasitaire est intéressante, mais elle est survenue dans un changement de son insertion. Chaque fois que des troubles surviennent à l'occasion ou à la suite d'un voyage, on peut constater que certaines personnes se trouvent « déracinées ». Dans ce cas précis on aurait pu aider en nourrissant les organes en rapport avec l'insertion en un lieu. En prévention pour éviter les effets du décalage horaire, il suffit de remettre « les pendules à l'heure » en nourrissant la thyroïde et l'utérus ou la prostate. On retrouve alors une meilleure insertion par rapport à un lieu.

LES PERTURBATIONS INFECTIEUSES

Comme les perturbations parasitaires, elles engendrent des désordres ioniques intéressant les ions qui retentissent directement sur l'excitabilité neuromusculaire.

Dans un grand nombre de problèmes, il reste difficile de distinguer une infection latente (par colibacillose, par exemple) d'une invasion parasitaire. Seule compte alors l'efficacité thérapeutique.

En parvenant à négativer le point du pied gauche, on découvre l'action thérapeutique spécifique.

Si l'essai de différentes thérapeutiques s'avère insuffisant, recherchons parmi les essences celles qui possèdent un pouvoir bactéricide, sans compromettre cependant l'équilibre général.

Un antibiotique peut, bien sûr, être utilisé, s'il respecte les critères habituels :

- spécificité sur les germes,
- spécificité énergétique.

Mme M… consulte pour des infections à répétition dont elle souffre depuis huit ans.

On écarte un problème lésionnel après avoir pratiqué une urographie. Le gynécologue a, pour sa part, diagnostiqué un fibrome et un kyste de l'ovaire droit. Ce problème infectieux semble bien éloigné de l'hypothèse de spasmophilie ; cependant, à côté des manifestations urinaires qui se traduisent par une cystite, la patiente présente les signes d'une nervosité excessive qui pourrait avoir un rapport avec une colibacillose. En effet, les colibacilles déterminent une forme de nervosité. Depuis huit ans, à la suite d'une pyélonéphrite, cette patiente a régulièrement absorbé des antibiotiques.

Ce problème colibacillaire n'existe que sur un terrain. Tuer continuellement les germes n'agit pas sur leur production : ils ne cesseront de proliférer que si l'on supprime le milieu qui leur est favorable. C'est pourquoi il paraît nécessaire d'accorder une grande importance à un examen énergétique minutieux.

Nous notons un désordre vésicule biliaire, pancréas avec congestion du rein gauche – une perturbation intestinale : cæcum-sigmoïde-rectum. Enfin une congestion utérine avec point ovaire droit. La recherche des désordres ioniques montre une perturbation du potassium et du calcium. Nous avons établi ainsi la preuve de troubles spasmophiliques.

Nous prescrivons le traitement suivant :

Ignatia 4/9 CH
Pulsatilla 4/9 CH
Simaruba 4/9 CH
Berberis 4/9 CH
Gelsemium 9 CH
Lycopodium 9 CH
Calcarea silicata 4 CH
Calcarea muriaticum 9 CH
Kalium muriaticum 9 CH
Kalium fluorosilicum 4 CH
} *d.d.q.s.p. 30 g*

À la consultation suivante, deux mois plus tard, la malade s'estime en parfait équilibre. Elle est calme, détendue, et n'a souffert d'aucune crise. Là encore, on a trouvé la bonne clé.

Plus tard, un décodage protéique arrête le drainage initial et guérit totalement cette patiente.

Ce second traitement s'établit ainsi :

Glycocolle 4 CH
Methioninum 30 CH
Ornithine 30 CH
Acide aspartique 30 CH
Leucinum 30 CH
Tyrosinum 4 CH
} *a.a.q.s.p. 30 g*

La perturbation du glycocolle accompagne très souvent les spasmophilies ; en revanche dans les colibacilloses, on retrouve un décodage de l'acide aspartique 30 – ce qui laisserait à penser que la colibacillose se développerait dans des conditions métaboliques précises.

Aussi pouvons-nous poser cette question a priori absurde :

La colibacillose est-elle une maladie métabolique ou microbienne ? La réponse raisonnable serait celle de Pasteur lui-même :

« Le microbe n'est rien, le terrain est tout. »

Dans ce cas précis, il existe un déséquilibre nutritionnel rein-vessie avec un dysfonctionnement de la corticosurrénale. On pourrait lui conseiller les nutriments qui correspondent à ce déséquilibre des organes plus particulièrement sollicités par cette manifestation physique.

LES CAUSES D'ERREURS

Les indices attribués à l'existence d'une infection microbienne signifient parfois une atteinte de l'organisme par une *sidération médicamenteuse*.

La sidération médicamenteuse

L'action d'un médicament s'effectue de différentes façons. Certes, si le produit s'adapte parfaitement à la cible visée, il traite avec efficacité, sans aucun effet secondaire. On aura donc trouvé la « clé adéquate ». Mais, très souvent, on n'a pas le temps d'ajuster la clé, il faut ouvrir la porte, très vite, trop vite, en la faisant sauter pour ainsi dire comme par un tir d'artillerie lourde. Il en résultera des dégâts qu'il faudra réparer.

Lorsque la résistance de la porte est trop forte, on brisera tout aux alentours en pure perte. Seule une bonne clé aurait permis de trouver une issue sans autres ennuis.

Lorsqu'on utilise une médication axée sur la maladie supposée et non pas sur le malade, on risque de compromettre très gravement la santé du patient bien que l'on ait guéri le mal traqué.

C'est évidemment le « risque encouru par toute thérapeutique ». Acceptons-le faute d'une connaissance profonde de l'individu que l'on traite.

Le plus souvent, heureusement, la récupération après ce choc s'effectue sans grand problème grâce à une période de convalescence. Au contraire, dans quelques cas, l'induction thérapeutique déterminera un processus pathologique susceptible de se répercuter durant la vie entière. C'est ce que prouve l'exemple suivant :

M. F... se sent extrêmement fatigué depuis une grippe qu'il a contractée en Angleterre.

Aucune thérapeutique ne l'a rétabli. Les traitements allopathiques sont demeurés vains. Nous pratiquons une séance d'acupuncture qui rééquilibre les points perturbés. Le malade retrouve une dynamique normale mais, une fois les aiguilles enlevées, les perturbations réapparaissent. Cet échec prouve évidemment qu'un élément important nous manque.

La recherche du point du pied gauche avait mis à jour une atteinte de l'organisme mais nous avions attribué cela à une sidération de l'organisme par une grippe mal traitée, en conséquence nous avons prescrit de l'*Influenzinum* en dilution homéopathique.

Un mois plus tard, aucune amélioration ne s'est manifestée : le blocage demeure complet.

L'acupuncture reste pour ainsi dire sans effet, de même que le traitement homéopathique. En questionnant le patient sur la thérapeutique adoptée à Londres, il put nous montrer l'antibiotique utilisé alors. Nous avons fait faire une dilution homéopathique en 30 CH du produit incriminé. Démonstration évidente !

La régulation des points apparaît aussitôt. Dès les premières prises de cette isothérapie, le patient a commencé à retrouver ses forces et à émerger de son mal. Par la suite, les thérapeutiques prescrites ne trouvent plus aucun obstacle pour arrêter leur action et les séances d'acupuncture procurent leur effet bénéfique. Le patient recouvre très vite son équilibre. Une induction thérapeutique peut perturber un équilibre général. Une nutrition endocellulaire aurait pu aider, ne serait-ce qu'en favorisant une détoxication avec le nutriment de la vésicule biliaire et du triple réchauffeur. En l'occurrence la dilution homéopathique de l'antibiotique a permis d'éliminer une information qui s'était inscrite.

Cet exemple, choisi parmi beaucoup d'autres, prouve bien qu'une thérapeutique de quelque nature soit-elle peut bouleverser un organisme et le maintenir pendant très longtemps, pendant une vie parfois, dans un état morbide issu d'une profonde perturbation.

Ce cas, limite d'une sidération du programme informatif de l'organisme, reste heureusement exceptionnel. La plupart du temps, nous l'avons déjà mentionné, le choc ne reste pas gravé en mémoire et le malade se rétablit tout seul.

Dans les cancers

Dans les cancers, on constate évidemment une sidération du système réticulo-endothélial avec, en plus, un point rate (voir *La Médecine énergétique*). Cette perturbation ionique surajoutée est en général magnésienne.

Spasmophilie et cancer

On constate un rapport entre certains cancers du sein et une spasmophilie. Car il existe une relation entre folliculine et calcium. Rien d'étonnant de retrouver dans bon nombre de cancers du sein un problème latent de spasmophilie. Il s'avère aussi important de rétablir cet équilibre que d'administrer des anti-œstrogènes. Si les anti-œstrogènes dans les cancers du sein ont permis une amélioration énorme des thérapeutiques, c'est parce qu'ils agissent sur les courants vitaux. Mais les anti-œstrogènes ne sont qu'une partie de ces courants vitaux perturbés dans le cancer du sein. Bon nombre de ceux-ci sont justifiables de thérapeutique complémentaire. Dans tous les cas, il importe toujours de faire un bilan énergétique global pour déterminer les courants vitaux responsables de la genèse de leur cancer.

Le vaisseau Gouverneur

Le troisième facteur à envisager est l'induction centrale psychique. Un choc psychique peut décompenser un problème hormonal, chacun a été à même de le vérifier au cours de sa vie.

Ainsi, certaines femmes ont vu apparaître leurs règles brutalement, ou s'interrompre, quelquefois pendant plusieurs cycles, à l'occasion d'un choc psychique. Cette autorégulation a été modifiée par une intervention centrale.

On comprend très bien qu'un patient présentant une hyperexcitabilité neuromusculaire soit particulièrement fragilisé. Si une perturbation du vaisseau Gouverneur provoque un dérèglement au point d'arrêter les règles d'une femme, il induit aussi des problèmes hormonaux de type spasmophilique avec perturbation du métabolisme calcique.

Le traitement diffère tout à fait de celui d'une spasmophilie classique puisque l'induction de la maladie est située sur un plan différent. C'est à ce niveau qu'agissent des médicaments comme les neuroleptiques dont l'emploi s'avère quelquefois nécessaire, bien qu'en principe le praticien cherche à les proscrire d'un traitement. On y recourt mais toujours d'une façon palliative quand il est impossible de soustraire un malade à l'environnement défavorable induisant constamment les mêmes troubles.

Pour mettre en évidence ce type de perturbation, il suffit de poser une électrode sur le point gouverneur 23. Il apparaît un point ionique au niveau du sternum.

Cette apparition signe une atteinte centrale, cependant il existe évidemment des corrélations entre le psychisme et l'organique, il y a lieu de vérifier que la perturbation centrale constatée se trouve ou non en rapport avec des désordres ioniques périphériques. Dans ce cas, les perturbations psychiques et organiques sont intimement liées et il y a interaction entre elles. Un traitement général suffira pour rétablir l'équilibre sur les différents plans.

Par exemple, la découverte d'une perturbation du *calcium*, du *magnésium* et du *lithium* signifie une perturbation parathyroïdienne et hypothalamique. Le rétablissement de l'hypothalamus permettra de voir disparaître l'induction centrale du gouverneur.

Dans bien des cas, c'est au choc central qu'il convient de remédier. Parfois, une seule séance d'acupuncture suffit à « remettre sur pied » un individu qui manifeste un équilibre précaire.

Ainsi, Mlle C… à la suite d'une peur intense éprouvée en haut d'une piste de ski, souffre de spasmophilie. Sa nervosité l'inquiète. *Calcium* et *magnésium* n'ont pas rétabli la santé de cette jeune fille qui, avant cet incident grave jouissait d'une excellente santé.

À l'examen énergétique, on note des perturbations ioniques, celle du *calcium,* à laquelle viennent s'ajouter celles de *l'aluminium,* du *nickel,* et du *manganèse* en rapport avec un dérèglement hypophysaire et thyroïdien.

La recherche d'une perturbation du vaisseau Gouverneur oblige à pratiquer une régulation par acupuncture ; nous prévenons la patiente et sa famille qu'il sera probablement nécessaire de prévoir une autre séance. Là encore, il s'agit d'une question de cible. Si la cible a pu être touchée, il n'y a pas lieu de recommencer une thérapeutique identique.

Après cette première séance, il reste à régler un problème relativement simple : rétablir les ions perturbés soit aluminium, calcium et nickel. Nous avons, à cette fin, établi le traitement suivant :

Aluminium metallicum 4 CH *Aluminium muriaticum* 4/9 CH *Calcarea silicata* 4 CH *Calcarea fluorica* 4 CH *Nicollum carbonicum* 4 CH *Nicollum metallicum* 4 CH *Lycopodium* 9 CH *Berberis vulgaris* 4/9 CH *Ignatia* 4 CH	*a.a. q.s.p. 30 g* 3 granules 3 fois par jour

Trois mois plus tard la malade est guérie. L'induction qui avait décompensé une spasmophilie latente, seule responsable d'une vraie perturbation psychique a été supprimée.

Cette approche de l'époque montre que la technique a porté ses fruits, mais on peut aujourd'hui avoir une réflexion différente. La peur intense est liée à un terrain très certainement prédisposé en rapport avec le couple de méridiens rein-vessie. Un autre facteur est l'altitude qui provoque des modifications du métabolisme de l'eau : les alpinistes en très haute altitude peuvent avoir des œdèmes, y compris des œdèmes pulmonaires et des problèmes rétiniens. Cela signifie simplement que cette jeune fille avait un déséquilibre rein-vessie préexistant qui a été aggravé en montagne.

STRUCTURE CRÂNIENNE ET SPASMOPHILIE

Un traumatisme crânien peut décompenser une spasmophilie. Cette décompensation se lie soit au choc psychique qui a perturbé le vaisseau Gouverneur et induit la perturbation hormonale responsable de l'état constaté, soit au blocage des échanges du liquide céphalo-rachidien, consécutif au traumatisme, d'où les désordres des fonctions centrales qui retentissent sur l'équilibre général.

Les praticiens devraient s'intéresser à ces modifications de la structure crânienne, cause première des troubles que nous venons d'indiquer, car, dans bien des cas, les traumatismes crâniens sont anciens, remontant parfois à la naissance, et ils ont affecté les échanges cérébraux.

Mlle Frédérique, dix-sept ans, souffre de crises d'épilepsie depuis l'âge de treize ans. Elle prend régulièrement de la *Dépakine,* remède spécifique de l'épilepsie. Ce traitement, s'il évite la crise d'épilepsie, reste incapable d'assurer un équilibre général. La patiente ne se sent pas bien, elle se plaint d'angoisse de vertiges, ses digestions sont pénibles et ses jambes sont « en coton ». Il y a deux ans, elle a décompensé, en faisant une dépression liée à des conflits familiaux. En désespoir de cause, la malade consulte.

L'examen énergétique atteste les désordres suivants : vésicule biliaire, pancréas, cœur gauche – congestion utérine, désordres intestinaux. Du point de vue ionique, on note une perturbation du *Mg-Ca* et *potassium* – ce qui signe un état spasmophilique. Les signes de Chvostek et Trousseau sont d'ailleurs positifs.

L'examen du crâne prouve un blocage crânien occipital. Une telle constatation peut être en rapport avec les crises d'épilepsie.

La *Dépakine* est pour l'instant énergétiquement valable car elle bloque un processus qui est certainement d'origine crânienne. Un traitement crânien pratiqué par un spécialiste aux mains expertes permet une amélioration des échanges au niveau du liquide céphalo-rachidien. C'est pourquoi dans un premier temps, nous continuons la *Dépakine* et nous prescrivons le traitement suivant :

Magnesia muriaticum 4 CH
Magnesia silicata 4 CH
Fluoricum acidum 4 CH
Silicea 9 CH
Calcarea silicata 4 CH
Berberis vulgaris 4/9 CH
Ignatia 9 CH
Pulsatilla 4/9 CH
Cina 4/9 CH
Kalium muriaticum 4 CH
Kalium sulfurica 9 CH

} *a.a.q.s.p. 30 g*
3 granules 3 fois par jour

Après deux ou trois mois de traitement associé aux manipulations crâniennes, la prescription de *Dépakine* est supprimée. Le traitement homéopathique suffira désormais.

En quelques mois, son comportement a complètement changé, elle se trouve tout à fait équilibrée, et peut poursuivre des études normalement. Elle passera ainsi son bac sans problème.

Dans ce cas précis, où il existait un problème de spasmophilie évidente, il était capital de ne pas négliger un problème crânien, faute de quoi, un rééquilibrage complet de l'organisme n'aurait pu être obtenu. Or, les problèmes crâniens sont souvent méconnus et pourtant jouent un rôle important aussi bien dans la croissance d'un enfant que dans la genèse de différents troubles.

Il serait primordial que les accoucheurs considèrent ces problèmes crâniens avec la plus grande vigilance. La plupart du temps, quand ils appliquent les forceps, ils laissent à la « nature » le soin de redonner à la tête du bébé sa forme initiale. Il semblerait logique, grâce a quelques connaissances, de remodeler le crâne du nourrisson que les spatules des forceps ont déformé. En nutrition endocellulaire on pourrait aujourd'hui donner des nutriments qui, outre l'utilisation d'un régulateur cérébral, auraient un impact nutritionnel sur le cortex cérébral, l'hypothalamus le cervelet, qui ont certainement été perturbés.

10

PROBLÈMES PSYCHIQUES RETENTISSANT SUR LA SPASMOPHILIE

L'individu, pour se réaliser pleinement, doit se trouver dans les conditions assurant un équilibre physiologique convenable.

Nous avons déjà vu qu'un dérèglement glandulaire interfère sur l'équilibre psychique, et par conséquent s'oppose à une expression correcte de la personnalité profonde. Les stress de la vie courante affectent le comportement d'un individu en fonction d'un équilibre hormonal très particulier. Ainsi une personne qui a une médullo-surrénale très sensible réagit à un stimulus relativement faible provoquant une décharge d'adrénaline si forte qu'elle se répercute sur la fonction cardiaque.

Cette rapidité d'adaptation est en relation avec l'équilibre hormonal et avec la capacité d'autorégulation de chaque individu.

L'hypophysaire, le thyroïdien, le surrénalien ou le génital réagiront donc de façons différentes. Ce phénomène d'autorégulation, cette adaptation au monde extérieur ne se manifeste que si le méridien Gouverneur n'est pas atteint. La grosse découverte à la première édition de ce livre était la mise en évidence de la fonction du vaisseau Gouverneur que la médecine chinoise attribue à une relation entre le côté physique et psychique de l'être considéré.

Cela implique que l'individu réagisse à des situations bien particulières sur un mode intimement lié à tout l'apport de son passé. Il est arrivé à bien des patients d'éprouver devant un inconnu ou une situation apparemment nouvelle une sensation de familiarité, de déjà vu.

Il apparaît que cette manière de sentir, de penser, dépend des circuits synaptiques établis dans la genèse. Notre personnalité et notre caractère dépendent d'un équilibre glandulaire qui est modulé pendant toute la vie.

L'être sensitif que nous sommes conditionnera notre propre réaction dans une situation donnée. Ainsi, la mort d'un proche parent aimé sera ressentie d'une manière tout à fait différente pour chacun de nous en fonction de notre psychisme et de nos croyances.

Le désarroi total d'un des époux après le départ de l'autre quand ils ont vécu en grande harmonie s'explique par l'interdépendance créée entre eux. La constatation d'un vaisseau Gouverneur perturbé montre que l'individu a du mal à se ressaisir. Le patient n'aspire plus à se réaliser pleinement. Il est temps qu'il retrouve son individualité et sa personnalité, car chaque homme ou chaque femme a une expression qui lui est propre et qu'il peut moduler en fonction de la conscience qu'il a de lui-même. Il peut subir la vie ou retrouver une maîtrise de son cortex cérébral. Cette reconnaissance de lui-même passe par la reconnaissance de l'autre.

Chez les malades psychiatriques le comportement, apparemment aberrant, est lié au décodage de l'espace et du temps au niveau psychique. Ils ont perdu le contact avec la réalité. Ils sont dans les nuages. Ils n'ont plus de goût à la vie. Les organes perturbés sont en général le thalamus avec un dérèglement de deux méridiens estomac et pancréas. Le cancer est, lui, une autre aberration : un décodage de l'espace-temps, mais au niveau physique. Un des caractères de la cellule cancéreuse est la perte de sa limite et de son contact. Elle a perdu sa notion d'espace et d'insertion. Elle n'est plus conduite par le pôle cérébral, et échappe à tout contrôle dans un système anesthésique.

Le dérèglement mental se concrétise par une manière différente de comprendre le monde et surtout de l'interpréter. L'individu malade entre dans des phases dépressives, reflets de son comportement mental. Ce déséquilibre est lié à l'information perçue par les cinq sens. Elle va se répercuter sur le système limbique, qui en fonction de circuits synaptiques perturbés peut retentir sur l'équilibre cognitif du cortex cérébral et entraîner la perte de la maîtrise de son corps. Il en perd son individualité et sa personnalité en se trouvant conditionné par des événements extérieurs ou dans une situation qu'il ne contrôle pas.

Il est fréquent qu'à la période ménopausique une femme commence une dépression parce que des courants vitaux qui auraient dû se rétablir normalement après l'arrêt de la fonction ovarienne sont déréglés. Il suffit d'une thérapeutique palliative, de l'administration d'hormones pour que son état psychique compromis se rétablisse complètement. Ce type de manifestation mentale se produit avec des dérèglements glandulaires différents : ceux de la thyroïde déterminent une totale apathie, donc un état dépressif très grave. Il s'agit là encore d'une influence hormonale sur l'équilibre psychique.

Le diagnostic clinique apparaît primordial dans la détection du problème organique lié à une perturbation mentale.

Toute perturbation psychique se répercute sur les neurotransmetteurs et entraîne une modification hormonale. Ainsi, un stress affectif peut se manifester chez la femme par un arrêt des règles ou au contraire par leur apparition anormale : l'autorégulation hormonale est donc modifiée. Deux éventualités : l'action du traumatisme peut n'être que ponctuelle auquel cas, après un blocage momentané, l'organisme retrouve totalement son équilibre. C'est là que la connaissance des différents systèmes comportementaux en rapport avec les organes et méridiens peut aider à nourrir des courants vitaux déficients. Si le traumatisme l'a ébranlé plus profondément, il restera inscrit dans la mémoire centrale et l'on n'obtiendra le déblocage que par une intervention extérieure, déblocage que le psychiatre cherche à obtenir en s'entretenant avec son patient. Encore faut-il qu'il puisse retrouver la maîtrise de son cortex cérébral pour en prendre conscience. À une époque, on piquait avec des aiguilles le vaisseau Gouverneur, ou on appliquait une thérapeutique calquée sur cette perturbation. Les résultats étaient certes intéressants, ils permettaient un meilleur équilibre, mais, en aucun cas, ne s'intéressaient aux notions d'identité et d'individualité nécessaires et indispensables pour que le patient puisse retrouver une autorégulation de son organisme en fonction de lui-même.

Puisqu'une modification du psychique détermine un dérèglement hormonal, on ne s'étonnera pas qu'elle puisse aggraver un spasmophile qui présente déjà une relative instabilité du comportement et une sensibilité particulière liées à son état glandulaire.

On comprend pourquoi on voit apparaître un état spasmophile consécutif à un dérèglement central qui induit une perturbation périphérique.

Il faut prêter une attention particulière au fait que les spasmophiles sont des sujets que leur état glandulaire rend très sensibles.

Cet état de fait est lié à un déséquilibre du système limbique (cerveau émotionnel) qui retentit sur tout un équilibre immuno-neuro-endocrinien. C'est pourquoi cette approche glandulaire est intéressante. Le fait de rétablir ces éléments périphériques induits peut permettre de retentir en amont sur des éléments qui ont donné naissance au problème. Un stress psychique retentit plus facilement sur un tel terrain aggravant la maladie. Il importe de ne pas séparer les facteurs psychiques et organiques et d'établir un diagnostic initial précis. L'utilisation de la nutrition endocellulaire d'une façon systématique suivant les saisons permettra de ressentir une amélioration plus importante en nourrissant les organes plus concernés.

DIAGNOSTIC D'ATTEINTE DU PSYCHISME : PERTURBATION DU VAISSEAU GOUVERNEUR

La prise des pouls couplés à la stimulation du point 23 du vaisseau Gouverneur (c'est-à-dire au niveau de la fontanelle) sensibilise un point ionique au niveau du sternum.

Le problème consiste à savoir si la perturbation est liée uniquement à un phénomène psychique central, ou à un désordre organique, par exemple pseudo-spasmophilique qui aurait, lui, un retentissement central. Un problème spasmophilique associé à un dérèglement hypothalamique donne une manifestation centrale.

ORIGINE ORGANIQUE DU RETENTISSEMENT SUR LE PSYCHISME

Problème organique intriqué

Dans une action structurale, **la recherche de la perturbation d'ions** reste donc capitale. Suivant leur nature, on soupçonne éventuellement un retentissement au niveau psychique : perturbation du vaisseau Gouverneur.

Ainsi, quand il s'agit de métaux touchant l'hypothalamus comme le *lithium* et le *praesodyne,* le *scandium,* le *thalium,* il est possible d'admettre l'hypothèse que les désordres diagnostiqués interviennent sur le comportement mental du sujet.

Comme précédemment, vérifions l'hypothèse vraisemblable en faisant prendre les différents métaux indiqués par l'examen du malade, puis observons la disparition de l'induction du vaisseau Gouverneur.

Dans ce cas, la relation de cause à effet est établie et permet, avec certitude, de savoir que l'application d'une thérapeutique générale rétablit du même coup un problème dépressif latent.

Ainsi, Mme Jeanette D... présente depuis deux ans les symptômes d'un état dépressif qu'on a tenté de traiter avec des médicaments variés. Elle prend 10 gouttes de *Laroxyl,* 2 fois par jour ainsi que 3 *Temesta* à 1,5 par jour ; cependant la patiente ne recouvre pas son équilibre.

L'interrogatoire de cette malade, âgée de quarante-cinq ans, nous apprend que sa santé s'est détériorée après une grossesse, celle de sa fille qui a actuellement deux ans. Depuis ce temps, Mme D... a des troubles du comportement si perceptibles, qu'ils ont alarmé sa famille : la patiente a même cherché à attenter à ses jours. Elle souffre de se sentir désormais inutile ; continuellement, elle ressent des malaises, en particulier des palpitations, qui l'angoissent ; elle « se traîne », apathique et « dégoûtée de la vie ». Elle ne s'occupe pas de sa fille qui lui est « étrangère ». Elle ne se comprend pas elle-même. Elle juge son comportement « bizarre », envers son mari et sa fille. La grossesse était voulue ; elle devait sceller une union apparemment sans histoire. Les investigations cliniques et paracliniques pratiquées n'ont rien révélé de patent au niveau organique, pas même les examens cardio-vasculaires.

On a classé ce cas parmi les psychiques bien que l'on ait trouvé chez cette patiente des signes de spasmophilie dont les traitements n'ont pas apporté le soulagement escompté.

À l'examen énergétique, on décèle trois problèmes essentiels interférant sur le problème ionique.

Tout d'abord :

1. Une sidération de l'organisme d'origine parasitaire. Le *Fluvermal,* médicament à visée parasitaire, négativant ses points, on le prescrit.

2. Un déséquilibre énergétique général avec une perturbation de la vésicule biliaire, pancréas, gros intestin, cœur, congestion du petit bas-

sin. Le tout en rapport avec un point ionique qui se négative par plusieurs métaux : *lithium, aluminium, calcium, potassium.*

Ce groupe de métaux s'expliquent :

– le *lithium,* une perturbation hypothalamique ;
– l'*aluminium,* une perturbation hypophysaire ;
– le *calcium,* la parathyroïde ;
– le *potassium,* la corticosurrénale.

Cette femme est déminéralisée, frileuse, et présente une importante leucorrhée que tous les antibiotiques locaux n'ont jamais réussi à juguler.

L'atteinte énergétique du *potassium* comme du *calcium* peut quelquefois être aggravée par une parasitose. À certaines périodes du mois, les troubles de la patiente s'accentuent.

3. Le vaisseau Gouverneur est donc perturbé, il est rééquilibré avec les métaux cités ci-dessus.

Le traitement institué comprend :

Fluvermal 2 comprimés 3 jours de suite, cette thérapeutique est à visée parasitaire.

Prendre 3 granules 5 fois par jour de la préparation suivante :

Lithium carbonicum 4 CH
Lithium metallicum 4 CH
Calcarea silicata 4 CH
Calcarea fluorica 4 CH
Aluminium metallicum 4 CH
Aluminium muriaticum 4 CH
Pulsatilla 4/9 CH
Lycopodium 9 CH
Berberis vulgaris 4/9 CH
Ignatia 9 CH
Kalium muriaticum 4 CH
Kalium fluorosilicum 4 CH
} *a.a.q.s.p. 30 g*

Trois mois plus tard, la malade a cessé toute médication à l'exception d'un *Temesta* le soir. Sur notre recommandation, elle augmente son traitement homéopathique le soir, ainsi elle se passe bientôt du calmant ordonné. Par la suite, on entreprend un décodage protéique pour redonner du tonus et restaurer l'équilibre qu'elle a depuis longtemps perdu. L'interrogatoire de la patiente fait état de nausées pendant la gestation. Ces différents symptômes alertent sur un déséquilibre du couple de méridiens estomac-pancréas avec perturbation utérine.

Plusieurs moyens s'offrent au praticien. Tout dépend du caractère du choc : soit un choc unique (mort d'un proche), soit un choc répétitif (situation familiale conflictuelle). Les mêmes causes tendent à produire les mêmes effets. Il faut donc dans ces cas précis de chocs répétitifs recourir à des blocages médicamenteux, on s'adresse aux neuroleptiques, lesquels, à condition qu'on les choisisse judicieusement, permettent, en bloquant le vaisseau Gouverneur, de libérer le patient qui retrouve une vie relationnelle et normale. Dans bon nombre de ces cas, un traitement homéopathique suffit, à condition d'être poursuivi très longtemps. Quand l'ambiance dans laquelle vit le patient sera améliorée, on pourra arrêter la thérapeutique.

Dans le cas d'un choc ponctuel, l'acupuncture apporte souvent une solution rapide et définitive en rétablissant presque immédiatement le vaisseau Gouverneur. Pour obtenir un tel résultat, il suffit de poncturer les points convenables du vaisseau Gouverneur couplés avec le point du poumon, 11 gauche, situé à l'angle inguéal externe du pouce. L'effet est spectaculaire : le malade sort de la séance entièrement libéré, soulagé d'un poids considérable.

L'homéopathie est également intéressante. Mais, dans les chocs ponctuels, il n'est pas toujours nécessaire de recourir à une telle thérapeutique. Quand le vaisseau Gouverneur a été rétabli, il est inutile de le traiter car on risque d'induire une nouvelle perturbation.

L'approche de la physiologie fonctionnelle des organes et méridiens apporte une notion essentielle par rapport à ce méridien. En effet, celui-ci se trouve couplé à un autre méridien qui est le vaisseau Conception. Ces deux lignes de forces, l'une postérieure, « gouverneur » le long de la colonne vertébrale et du crâne, l'autre antérieure, « conception », au niveau de la ligne médiane, partent tous deux du périnée pour se rejoindre au niveau des incisives inférieures (conception) et supérieures (gouverneur). Ils relient ainsi le haut au bas du corps. Ils se trouvent perturbés chaque fois qu'il y a un déséquilibre psychique associé ou non à un déséquilibre de l'espace, c'est-à-dire une confusion droite gauche. La nutrition endocellulaire en utilisant deux nutriments spécifiques pour le gouverneur et le conception permet d'aider à surseoir aux neuroleptiques dans une grande majorité de cas. La nutrition par une action simple nourrit des circuits de communication qui ont simplement été déviés de leur fonction et du système d'autorégulation.

11

THÉRAPEUTIQUE

Si au premier abord, l'aspect du malade autorise une fragile hypothèse, ce sont surtout les pouls qui permettent d'apprécier leur rééquilibrage en fonction des différents ions.

LA PARATHYROÏDE

La Parathyroïde se caractérise par le trouble des ions *Calcium, Magnésium, Phosphore* et *Silicium* : dans certains cas, un recours à la vitamine D est utile, mais cette thérapeutique exige une vérification scrupuleuse.

Calcarea silicata : tuberculinique, souvent frileux, maigre. Il allie les caractères des carboniques avec ceux de *Silicea.*

Calcarea muriatica : qui joint aux caractères des carboniques ceux du *Natrum muriaticum* (action sur la sphère nutritive : dénutrition, déminéralisation). Parfois manifestations herpétiques.

Calcarea fluorica *:* souvent un problème veineux associé à une perturbation du *fluor,* induisant des troubles de la nutrition, indurations de toute nature, relâchement des tissus élastiques. On choisit les sels en fonction du bilan ionique initial, par exemple, si l'on trouve *magnésium, iode, soufre*, il est évident que *Magnesium iodatum* et *Sulfur iodatum* font partie de la prescription.

Calcarea phosphorica *:* plus rarement utilisé lors de problèmes thyroïdiens, s'utilise chez les enfants maigres, sans appétit. L'élément phosphore en s'ajoutant à *Calcarea* donne une note d'irritabilité nerveuse alors que *Calcarea carbonica* apparaît plus passif. C'est un remède important des états constitutionnels surtout chez les jeunes sujets. Il touche essentiellement l'irritation des séreuses et les formations polypeuses pédonculées.

Calcarea carbonica : plus souvent utilisé, correspond à un individu carbonique à réaction diffuse, transpirant souvent de la tête. Se caractérise par une déminéralisation avec faiblesse musculaire, relâchement des tissus et tendance myxœdémateuse. On le désigne comme un « lymphatique », souffrant de troubles trophiques, chute des cheveux, décollement des ongles.

Calcarea carbonica est le remède de la cataracte juvénile.

Calcarea iodata : il influence électivement l'appareil ganglionnaire et lympathique. Peau sèche mais transpiration des pieds, souvent relation entre parathyroïde et thyroïde, le tissu osseux est également intéressé.

Silicea : frilosité, mauvaise réaction au froid, sensible aux infections. Porte son action élective sur le système nerveux, les os, les cartilages, les ganglions lymphatiques, les tissus conjonctifs et sous-cellulaires ; tous les tissus et particulièrement le tissu conjonctif, sont prédisposés à l'inflammation suppurative. Ainsi, *Silicea* joue un rôle important dans la prévention des suppurations, agit sur le tissu cicatriciel et remédie à la faiblesse irritable du sujet qui manifeste une hyperexcitabilité et une hyperesthésie.

Natrum silicatum : s'il existe une relation avec la corticosurrénale et la parathyroïde. Il est intermédiaire entre *Natrum muriaticum* et *Silicea.*

Kalium fluorosilicum : s'il existe une relation avec la corticosurrénale et la parathyroïde. Désordre du potassium, en rapport avec le métabolisme de l'aldostérone, problème de réabsorption intestinale.

Magnesia muriatica : action sur la circulation cérébrale. Nervosité, ne peut rester tranquille sans éprouver de l'anxiété. Troubles des règles, très nerveuse et de mauvaise humeur avant et pendant les règles. Enfant présentant des troubles de la dentition ne digérant pas le lait, constipé pendant la dentition.

Magnesia sulfurica : l'association du soufre aux propriétés du magnésium lui donne une action centrifuge à visée hépatique.

C'est un remède fréquemment utilisé dans les problèmes hépatiques associé à la spasmophilie.

Magnesia phosphorica : très rarement rencontré ici, en général remède du spasme, plus souvent en rapport avec la médullo-surrénale.

L'élément phosphore lui donne une action plus précise sur la cellule nerveuse. Cette propriété lui permet d'agir plus particulièrement sur le spasme.

Acidum phosphoricum : peut être rencontré ici, mais rarement. Corres-pond à une dépression du système nerveux (type l'étudiant épuisé). Il influence électivement le système nerveux, l'appareil osseux, les organes génito-urinaires où il donne des troubles polynévriques avec phosphaturie et impuissance. Au niveau psychique, il se caractérise par une lenteur et une torpeur intellectuelles se manifestant par une grande diminution de la mémoire.

En ce qui concerne la parathyroïde, on rencontre par ordre d'importance les sels suivants :

Calcarea muriatica
Calcarea silicata
Calcarea fluorica
Silicea
Natrum silicatum

Mais ces problèmes parathyroïdiens sont rarement isolés. La thyroïde est souvent mêlée à d'autres problèmes. Les premiers symptômes décrits de la spasmophilie le furent à l'occasion d'une thyroïdectomie totale, l'ablation de la parathyroïde et de la thyroïde avaient provoqué cet état.

LA THYROÏDE

Les métaux qui interfèrent au niveau thyroïdien sont : *iode, manganèse, soufre, cobalt.*

Ces métaux ou métalloïdes confèrent un meilleur équilibre cellulaire, c'est pourquoi nous les avons classé dans cette rubrique.

Iode ou Iodium metallicum : l'iode était utilisé autrefois chez les enfants fatigués. On mettait une goutte ou deux de teinture d'iode dans leur lait. Cette pratique est encore utilisée dans les Pyrénées, où les carences en iode sont fréquentes et provoquent souvent des goitres.

L'action de *Iodium* prédomine sur l'appareil lymphato-glandulaire, sur la circulation, sur la nutrition.

Nous avons vu le rôle prédominant de la thyroïde dans la genèse du cortex cérébral. Iode est essentiellement nécessaire à la formation de la Thyroxine, et intervient activement dans ce métabolisme. C'est pourquoi, il n'est pas étonnant de voir ce remède homéopathique jouer un rôle dans les troubles de la nutrition et de la circulation.

On note également la possibilité de trouver des infiltrations sérofibrineuse se manifestant par des œdèmes.

Iodium muriaticum : associé à *Iodium,* le sel lui donne un tropisme au niveau de la corticosurrénale.

Iodium sulfatum : remède d'élimination pas aussi actif que *Sulfur* qui est le remède d'élimination centrifuge type.

Certains sels pourraient être utilisés mais n'existent pas dans la nomenclature homéopathique.

Sulfur : remède d'élimination centrifuge. Remède clé de l'intoxication hépatique. Se trouve associé à d'autres métaux.

Magnesia sulfurea : associé au Magnésium. Action hépatique.

Calcarea sulf : quand il existe associé au *Calcium.* Inflammation chronique, suffocation.

Manganum metallicum : catalyseur de l'albuminate de *Calcium* ; il permet la dissolution et l'élimination des sels calciques, d'où son intérêt dans la diathèse arthritique. Il joue un rôle important au niveau sanguin en participant à la désintégration des hématies.

Manganum intervient sur la sphère nerveuse, sur les phénomènes spasmodiques allant quelquefois jusqu'au tremblement. Il augmente également l'oxydation cellulaire.

Manganum muriaticum
Manganum sulfuricum
Manganum iodatum
} ont les caractères de leurs composants.

Le cobalt correspond à des états apathiques dus à une déficience du système nerveux central.

Cobaltum metallicum : affecte particulièrement le système nerveux cérébrospinal, se manifestant par une faiblesse des membres inférieurs, de l'agitation nerveuse et de l'insomnie.

Cobaltum iodatum
Cobaltum muriaticum
Cobaltum sulfuricum
Cobaltum oxydatum

} Retrouve la même symptomatologie très proche de *Cobaltum metallicum.*

En ce qui concerne ces perturbations et éliminations, l'apathie correspondant à des troubles thyroïdiens, les sels les plus couramment utilisés sont, par ordre d'importance :

Manganum metallicum ***Manganum muriaticum***
Cobaltum muriaticum ***Cobaltum metallicum***
Iodium metallicum ***Iodium muriaticum***
Sulfur ***Sulfur iodatum***

Problème hypophysaire

Dans les problèmes spasmophiliques, il y a le plus souvent des perturbations hypophysaires.

Le métal le plus fréquemment rencontré est l'aluminium et ses sels, puis viennent le nickel, le baryum, l'uranium, l'arsenic... le vadanium...

Aluminium

Aluminium metallicum : il agit particulièrement sur le système nerveux, les muqueuses, la peau et le sang.

Au niveau nerveux, il se manifeste par des difficultés de concentration, de jugement, le sujet impatient se hâte toujours.

Les angoisses sont fréquentes s'accompagnant d'une tristesse gémissante ou peur d'un instrument tranchant, des aiguilles.

Aluminium se manifeste également sur la peau particulièrement déshydratée. La gorge et l'œsophage sont irrités par manque de sécrétion.

Les sujets qui se caractérisent par ce remède sont maigres, bruns, secs mais sans chaleur vitale, ils ont besoin de grand air.

Aluminium muriaticum

Aluminium sulfur : association Aluminium et Soufre.

Aluminium silicatum : difficile à obtenir dans les laboratoires homéopathiques.

L'uranium

Joue un rôle plus négligeable dans la spasmophilie. Associé avec des problèmes médullo-surrénaliens en rapport avec d'autres métaux comme le *zinc*.

Il correspond souvent à un état scléreux.

Uranium muriaticum

Uranium nitricum : souvent utilisé en homéopathie dans les problèmes diabétiques, diabète et albuminurie.

Uranium arsenicum : association de l'*arsenic*.

Impact hypophysaire différent de l'uranium.

Le baryum

Baryta carbonica : aurait un impact hypophysaire mais cette hypothèse n'est pas totalement vérifiée.

La circulation, le système nerveux, l'appareil glandulaire et lymphatique sont ses secteurs d'activité.

Il joue un rôle sur la croissance des enfants. Il va de pair, en général, avec un développement tardif et un vieillissement prématuré.

Il aurait un rôle important sur les glandes endocrines, comme la thyroïde, les ovaires, les testicules, une action élective sur les parathyroïdes. Au niveau ganglionnaire, le sujet *Baryta carbonica* se caractérise par un engorgement et une hypertrophie amygdalienne.

Les sujets *Baryta carbonica* souffrent d'une mauvaise mémoire, comprennent lentement, et manquent de confiance en eux.

L'arsenic

Arsenicum album : remède de l'angoisse avec crainte de la mort ; a sa place ici dans la lutte contre l'anxiété et le désespoir.

L'arsenic est un métal normalement présent dans de nombreux organes comme le foie, les muscles, la thyroïde, le cerveau, les organes génitaux, les cheveux, les ongles.

En cas d'intoxication, l'*Arsenic* se retrouve sur les centres nerveux, le foie, les muscles et les os. Son action particulière sur

la peau donne des états inflammatoires à tendance nécrotiques correspondant à des dermites sèches squameuses à ulcération.
Arsenicum album se caractérise comme un sujet anxieux, agile, mobile avec un besoin constant de bouger, de changer de place. Il est impatient, critique, il a une peur anxieuse de la mort, surtout dans la solitude, et se croit atteint d'une maladie incurable. Son anxiété devient paroxystique la nuit, et s'accompagne d'une aggravation qui l'oblige à sortir du lit.
Cette faiblesse accrue s'accompagne parfois de tremblements et de crampes.

Arsenicum iodatum : répond à *Iodium* et *Arsenicum.*
Affaiblissement avec amaigrissement.

Arsenicum sulfuratum : retrouve l'élimination centrifuge de *Sulfur.*

Arsenicum sulfuratum flavum : affection respiratoire.

Vanadium : maigreur, inappétence, hypotension.
Le vanadium aurait un impact au niveau de la T.S.H. hypophysaire.
En relation avec l'*Erbium* sur le plan hypothalamique.

Vanadium muriaticum

Vanadium oxydatum
Pour l'hypophyse, les sels les plus couramment rencontrés sont avant tout l'*Aluminium.*
La perturbation *Aluminium, Calcium, Magnesium* sont les plus courants.
Cependant, *Vanadium* est souvent associé à l'iode calcium et éventuellement au magnésium.

L'HYPOTHALAMUS

Aux problèmes hypophysaires, parathyroïdiens, et thyroïdiens s'associent les troubles au niveau de l'hypothalamus.

Pour l'instant, nous connaissons avec certitude l'action de *Lithium, Lanthanium* [1].

---

1. *Lanthanium* ou *Lanthane* agit sur l'hypothalamus en relation avec un problème ovarien.

Lithium

Les sels utilisés sont les suivants :

Lithium carbonicum : est souvent utilisé en homéopathie dans les problèmes arthrosiques.

Action particulière sur les petites articulations des doigts.

Lithium muriaticum

Lithium metallicum

Lithium sulfuricum

Le ***Praesodymium*** semble intervenir également à ce niveau.

Praesodymium oxydatum

Praesodymium metallicum

Praesodymium muriaticum

On reste encore incertain sur l'action exacte des autres métaux susceptibles d'être employés dans le même cas. *Lanthanium* *, *Thorium...*

Le *Lithium* se rencontre le plus fréquemment dans les problèmes des spasmophilies, avec les associations suivantes :

Lithium, Aluminium, Calcium

ou

Lithium, Calcium, Iodium, Vanadium

LA CORTICOSURRÉNALE

Deux sécrétions hormonales particulières font l'objet des précisions suivantes :

la cortisone et l'aldostérone

Le cuivre

Il possède des propriétés anti-infectieuses connues, associé à l'argent, il sert à la désinfection des piscines.

On l'utilise en oligoélément et on l'administre à raison d'une ampoule par jour.

Cuprum metallicum : exerce une action sur le système nerveux cérébro-spinal.

Il agit sur les troubles spasmodiques : crampe, convulsion, tremblement et, souvent, atteinte des fléchisseurs.

Il supprime les spasmes en calmant l'excitation des plexus abdominaux. Ces sujets sont psychiquement hypersensibles, malicieux, peureux, un surmenage cérébral les épuise mentalement, enfin des insomnies fréquentes aggravent leur état.

On trouve, pour ces cas, d'autres sels à utiliser :

Cuprum oxydatum : remède des spasmes à des degrés divers, plan digestif, abdominal, thoracique.

Cuprum phosphoricum : le phosphore exerce une action plus importante au niveau parathyroïdien.

Cuprum fluoricum : sa composante fluorique lui donne un impact particulier au niveau circulatoire.

Le sodium (Na)

Le chlorure de sodium existe à l'état libre dans le plasma à la concentration de 7 %. Les sels interviennent dans le mécanisme de l'hydratation si bien que l'on trouve une cellule hydrophyle ou hydrophobe selon les types de malades. Chez les uns, le tissu interstitiel est déshydraté, chez les autres, le tissu apparaît gonflé, parfois jusqu'à l'œdème, il s'agit d'une hydratation excessive.

Natrum muriaticum : remède de la nutrition altérée des sujets maigres, mal nourris, aux réactions caractéristiques des hypersensibles, particulièrement aux bruits.

Natrum carbonicum : caractère semblable avec une thermorégulation qui s'établit mal et des sécrétions urinopurulentes.

Difficiles réactions de l'organisme.

Natrum sulfuricum : le soufre favorise l'élimination hépatique, et remédie aux engorgements par hydrophilie.

Douleurs du tissu fibreux articulaire, grande sensibilité à la lumière.

Natrum iodatum : acquiert, par l'iode, des caractères de *Iodium,* associés à *Natrum.*

Natrum fluoratium : la composante fluorique lui vaut une action plus spécifique sur tout ce qui est ligamentaire et fibreux.

Natrum silicatum : remède très important de la spasmophilie. Le plus important des sels de sodium car il associe les relations de la corticosurrénale à celles de la parathyroïde. Remède par excellence des malades décalcifiés et asthéniques.

Dans la spasmophilie du sujet maigre, sans réaction, qui souffre souvent de rhinopharyngites, *Natrum muriaticum* et *Natrum silicatum* sont particulièrement indiqués. On les utilise alors en dilution 4 CH.

Le potassium

Le potassium existe dans les tissus, les muscles, les myocardes, les globules rouges. Il joue un rôle très important dans la contraction musculaire d'où la possibilité d'aggravation lorsque le métabolisme du potassium est perturbé. La cause principale de ce désordre étant le plus souvent d'origine parasitaire.

Les variations quantitatives de potassium en circulation correspondent à des troubles du système nerveux sympathique. L'état de vagotomie est lié à l'augmentation de potassium par l'intermédiaire de l'alcalose qu'elle engendre. La maladie d'Addison, qui est une insuffisance rénale, se caractérise par une hypokaliémie.

Kalium carbonicum *:* remède rarement utilisé dans la spasmophilie, caractérise les états hydropiques.

Sujets ayant tendance à l'embonpoint et transpirant souvent en abondance.

Kalium muriaticum *:* remède important et adjuvant de la spasmophilie surtout quand elle s'associe à une parasitose.

Kalium fluorosilicum *:* nous préférons ce remède qui répond au problème de la parathyroïde et de la corticosurrénale attestant l'atteinte du tissu fibreux.

Citons maintenant d'autres sels avec leurs modalités :

Kalium sulfuricum

Kalium iodatum

Kalium phosphoricum

Dans les remèdes potassiques, nous retenons ***Kalium muriaticum*** et ***Kalium fluorosilicum*** qui agissent quand il existe un problème parasitaire associé. Il faut, bien souvent, compléter par *Cina* 4 CH.

Le platine

Retentit sur l'aldostérone, mais n'est que rarement utilisé. Cette affirmation n'est pas totalement vérifiée.

Le fluor

Avec ses sels, retentit sur tout l'organisme. Il est présent dans les os, l'épiderme, les dents, les tissus élastiques.

On l'a constaté en observant que le bétail paissant autour des usines éliminant des produits fluoriques offre un état de cachexie ostéomusculaire. L'absorption de fluor chez le rat provoque une hypertrophie de la thyroïde. Remède des articulations lâches et frêles, des indurations de toutes régions : seins, ovaires.

Il est très important chez le spasmophile.

LA MÉDULLO-SURRÉNALE

Le *zinc*, constituant normal de l'organisme, est présent dans le sang, les centres nerveux, les muscles.

Les venins de serpent contiennent beaucoup de zinc, ce qui explique la similitude d'action thérapeutique des venins employés en homéopathie : *Naja, Lachesis, Crotalus, Vipera.*

Le *zinc* intervient dans un état d'hyperexcitabilité avec augmentation de la réflexibilité, de l'hyperesthésie et des spasmes.

Burt disait à ce propos :

« Le *zinc* est aux nerfs ce que le fer est au sang. »

Convient aux sujets fatigués intellectuellement, impatients et irritables, supportant mal le bruit et aux malades hypersensibles, tremblants et tressaillants, agitant perpétuellement les membres, les pieds. (Ce type se rencontre souvent chez les alcooliques.)

Les gonades mâles ou femelles interviennent couramment dans l'équilibre neuropsychique. Une perturbation au niveau des sécrétions retentit sur l'état de tout spasmophile.

L'or

Il exerce une action sur le système neurocérébral, le système lymphatique, glandulaire et sur le tissu osseux.

Il peut produire des inflammations ostéiques : des nécroses osseuses ou inflammations périostiques.

L'appareil glandulaire est le siège d'indurations, en particulier testicules, ovaires…

Il interfère, au niveau cellulaire dans les problèmes de pléthore vasculaire artério-veineux.

Aurum metallicum : le sujet *Aurum metallicum* est excité, nerveux, ne tolère pas la contradiction, s'entête et son irritabilité va jusqu'à la colère violente. Cet état d'hyperexcitabilité se décompense en phase dépressive, mélancolique avec impulsion suicidaire.

Le sujet sanguin, lymphatique agit toujours fébrilement.

Aurum muriaticum : action très proche d'*Aurum metallicum.*

Aurum muriaticum natronatum : action plus particulière sur les troubles utéro-ovariens.

Plus efficace qu'*Aurum*, est l'un des plus puissants remèdes des tumeurs utéro-ovariennes.

Les autres sels n'ont qu'une importance minime.

Aurum iodatum

Aurum sulfuricum

L'argent

Remède du cycle féminin, lunaire, exerce une action sur le système nerveux central.

Sa zone d'élection cérébro-médullaire explique qu'il produise des phénomènes d'excitation spasmodique. Le sujet tremble.

Quelquefois une congestion s'associe à une excitation, il en résulte une grande agitation.

Argentum metallicum : remède principal souvent associé à d'autres sels.

Argentum sulfuricum

Argentum nitricum : souvent lié à des maux de gorge, à des bronchites, des troubles intestinaux.

Argentum iodatum

Le sélénium

Le *Selenium* altère la constitution osseuse en produisant des troubles de résorption des os, surtout au niveau des mâchoires.

Il provoque une dégénérescence cartilagineuse. Biologiquement, cette manifestation s'accompagne d'une diminution du phosphore en circulation alors que le calcium reste normal.

Remède des défaillances de la fonction sexuelle.

Il a un tropisme au niveau des organes génitaux et du larynx.

Le larynx n'est-il pas un organe sexuel secondaire ?

Au niveau psychique, le *Selenium* induit une dépression générale qui se traduit par une pénible sensation d'épuisement. Le sujet, cérébralement déprimé, manifeste une grande tristesse.

Les sels *(Selenium oxydatum)* peuvent être utilisés.

Le choix de ces métaux se fera en fonction des désordres ioniques constatés chez le patient. On pourra, en général, les utiliser en 4 CH associés le plus souvent aux plantes qui correspondent à la typologie du patient et à ses troubles. Cette association donne plus de souplesse dans leur utilisation.

12

ACTION THÉRAPEUTIQUE

L'examen clinique vise à établir un diagnostic en rapport avec l'information des métaux de structure. Parfois, se produisent des intrications extrêmement complexes, que nous n'entreprendrons pas de décrire ici. Dans l'ensemble, nous pouvons cependant dire qu'à une perturbation de *Calcium*, s'associent des troubles ioniques affectant des sphères plus haut situées comme l'hypophyse et l'hypothalamus ; ces troubles ioniques peuvent encore affecter des sphères plus bas situées, comme la corticosurrénale, les ovaires. C'est à ce niveau qu'il faut traiter.

On ne peut se fier tout à fait au témoignage du malade qui se sent mieux pour en déduire qu'il a retrouvé un parfait équilibre. Parfois, un déséquilibre évolue vers une amélioration relative mais le problème ne se trouve pas encore résolu.

En fait, le malade qui consulte pour des symptômes particuliers, présente depuis longtemps des désordres ioniques qui devaient le conduire un jour ou l'autre chez un médecin. Si l'amélioration constatée est quasiment immédiate, il faut poursuivre assez longtemps le traitement pour obtenir la disparition définitive des troubles qui existaient depuis longtemps. S'astreindre à prendre 3 à 5 granules plusieurs fois par jour d'une préparation précise, offre la possibilité de recouvrer un équilibre stable et durable.

L'homéopathie n'agit pas en fonction de la dose qu'elle apporte mais par l'induction qu'elle provoque dans l'organisme. Par exemple, dans une crise de tétanie aiguë, il est primordial d'administrer un calcium intraveineux, palliatif momentané, mais seul le rééquilibrage énergétique permettra au malade de recouvrer une santé perdue. Cependant, l'équilibre ainsi obtenu restera instable tant que les cibles existeront.

Dans un premier temps, il faut s'employer à saturer les cibles par une posologie appropriée, mais, bien que cette thérapeutique soit valable, elle n'implique pas un résultat définitif, car la posologie correspondant à l'intensité de la stimulation doit être parfaitement adaptée à chaque individu. Cette rigoureuse adaptation exige la poursuite d'un traitement que le praticien modifie selon les réactions ultérieures observées.

Quand on entreprend de régler un poste de radio, on recherche d'abord la longueur d'onde sur laquelle on peut recevoir l'émetteur choisi ; ensuite, on règle, en jouant sur le potentiomètre afin d'entendre parfaitement. Si l'auditeur est mal entendant, il doit pour une bonne écoute augmenter la puissance de l'émission.

Il en va de même pour une préparation homéopathique. La thérapeutique correspond à sa longueur d'onde, elle se calque sur les paramètres de l'organisme qui répond à cette stimulation. Quant à l'intensité, la puissance, elle correspondra au nombre de granules à prescrire. Si trois granules sont insuffisantes pour rétablir l'équilibre, on en ajoutera 3, puis 3 encore, jusqu'à ce que se produise le résultat escompté. Le patient doit ressentir dès la première tentative un bien-être certain, sinon cela signifie que la clé choisie ne lui convient pas.

Voilà pourquoi nous demandons à nos malades de revenir une seconde fois avec leur thérapeutique pour vérifier l'action des remèdes prescrits. Une extrême rigueur doit être observée dans la prescription comme dans la préparation des remèdes.

Un homme auquel j'avais prescrit un traitement, surgit à l'improviste dans mon cabinet, très irrité :

« Voilà 15 jours que je ne dors plus avec votre thérapeutique !

– Avez-vous apporté vos remèdes ? »

Un peu calmé par ma question, il m'avoue ne pas les avoir.

Je le fais étendre et lui prouve qu'il souffre d'une perturbation de l'uranium, du calcium et du magnésium, donc que la thérapeutique choisie lui convient. Je lui demande de cesser de suivre le traitement prescrit et de refaire fabriquer les remèdes ordonnés. « Revenez me voir demain. »

Le patient arrive le lendemain muni des flacons censés correspondre à la première ordonnance. Il me fut facile de lui démontrer l'erreur qui s'était glissée dans la préparation.

Les étiquettes étaient identiques, il y avait eu certainement une erreur de flacons. Immédiatement détendu, confus et rassuré le patient accepte de poursuivre son traitement. Par la suite, j'établis un second traitement de décodage protéique, qui a permis de le rétablir parfaitement.

Un tel incident thérapeutique prouve la nécessité d'exiger une grande rigueur dans la préparation, sinon une action néfaste où nulle peut s'engager.

Le drainage prescrit vise à rétablir en permanence un équilibre qui tend à l'instabilité. L'organisme ainsi programmé réagit d'une façon très particulière : chaque fois que les symptômes ont tendance à se produire, il suffira d'administrer le drainage pour que l'équilibre soit immédiatement obtenu. Le bien-être se ressentira en quelques minutes, mais il faut quelquefois du temps pour que cet équilibre devienne définitif et constant. Il en est de même lorsque l'on apprend à marcher à un enfant.

Tel est le but d'un décodage d'acides aminés qui rétablit alors l'organisme pour qu'il retrouve son programme initial qui a été dévié. Ce décodage des protéines donne des résultats extraordinaires dans l'équilibre général. Il permet un rééquilibrage total, si bien que l'on peut alors supprimer le drainage initial. Mais un décodage exige une extrême précision. Ainsi un acide aminé tel que la *Proline*, administré en 30 CH, ou en 4 CH, correspond à des informations diamétralement opposées, comme les inverses d'une même somme.

100 francs est la valeur absolue, + 100 F et – 100 F sont les deux extrêmes passant par un équilibre qui est le 0.

Il faut alors passer en revue chaque acide aminé pour connaître son rapport énergétique (en plus ou en moins). Ainsi, la préparation d'acides aminés dans un rapport convenant à l'organisme considéré, rétablira un équilibre instable depuis de nombreuses années.

Ce décodage des protéines procure aux patients une énergie considérable mais la moindre erreur serait catastrophique car elle jouerait sur l'information de l'organisme.

Aujourd'hui l'approche nutritionnelle est heureusement beaucoup plus simple car elle est facile et s'adresse à tous. Il n'y a aucun risque de perturbation en nourrissant tel ou tel organe. Si celui-ci est en pleine forme, il n'est pas forcément utile d'améliorer son autorégulation. On obtiendra au plus un mieux-être. En revanche, si l'on nourrit les organes qui ont été trop sollicités dans la déviation d'un terrain de santé, on constatera un regain vital étonnant. Pourquoi donc ne pas essayer de faire le point des différents états émotionnels en rapport avec un déséquilibre des organes et des méridiens, et donner une nutrition plus spécifique ?

13

APPLICATION PRATIQUE

S'il est relativement simple pour le médecin qui pratique une médecine énergétique de détecter les différents déséquilibres de l'organisme puis de rétablir un équilibre ionique, il n'est pas aisé pour le patient de comprendre comment on le traite ; voici quelques explications.

Une spasmophilie entraîne des désordres ioniques, symptomatiques ; une étude statistique nous a permis d'en déterminer la fréquence relative. Voici les éléments d'une investigation précise.

• Les problèmes parasitaires : beaucoup plus répandus qu'on ne le croit, ils interfèrent sur l'équilibre ionique, affectant en général les ions potassium et calcium.

On établit le diagnostic énergétique en stimulant le point 1 Rein du pied gauche.

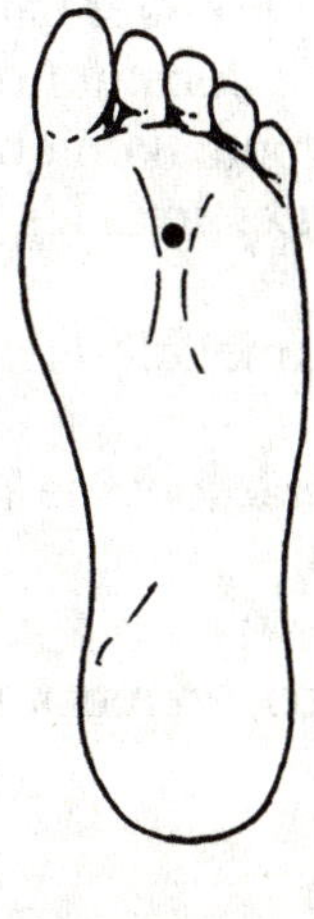

La stimulation de ce point du pied gauche laisse apparaître un point sensible au niveau du sternum. La plupart du temps, il s'agit d'un problème parasitaire latent.

On recherche l'explication du point par la prise de remèdes.

Quel antiparasite employer ?

Le *Fluvermal* est certainement le moins toxique.

Dans la majorité des cas, il s'avère efficace. Il ne passe pas la barrière intestinale et ne retentit pas sur l'équilibre général. En cas de doute, on l'utilise sans grand risque.

On adopte généralement cette posologie :

2 comprimés en une prise, mais parfois, il faut continuer le traitement pendant 2 jours. Il est recommandé de renouveler la prise de *Fluvermal* à la pleine lune suivante.

On utilise aussi les produits suivants :

- *Povanyl,*
- *Combantrin,*
- *Humatin,*
- *Solaskyl.*

En homéopathie

Cina pris en 4 CH à raison de 2 granules 3 fois par jour.

Pour rééquilibrer une spasmophilie, il faut trouver les ions concernés et ceux-là seulement.

Les désordres constatés chez chaque malade donnent une idée des perturbations ioniques.

La typologie permet une première approche.

Les personnes minces, de constitution frêle présentent des perturbations de la sphère hypothalamique, hypophysaire, parathyroïdienne et thyroïdienne. Les ions les plus intéressés sont alors :

Hypophyse : *Aluminium* (nickel-arsenic-uranium-baryum-vanadium),
Hypothalamus : *Lithium* (praesodyme-lanthane-thorium),
Parathyroïde : *Calcium* (silicium-phosphore-magnésium).

Donc, la plupart du temps, on retrouve :

soit

Aluminium-Calcium-Magnesium

ou

Aluminium-Calcium-Lithium

ou

Aluminium-Calcium-Lithium-Magnesium.

Ce sont probablement les associations les plus courantes dans la spasmophilie ; on ordonne alors une ampoule *Oligosol* de chaque métal, ou l'on prescrit les sels de ces métaux étudiés antérieurement, dans la partie thérapeutique.

Lorsque la thyroïde interfère sur l'organisme, on retrouve, par ordre d'importance :

Cobalt-Iode-Manganèse-Soufre

mais le cobalt est, dans ce cas, le plus fréquent.

Perturbation magnésienne

Le magnésium joue un rôle prépondérant dans l'hyperexercitabilité neuromusculaire (c'est une évidence désormais classique) mais ne se trouve pas toujours directement concerné, nous avons déjà expliqué pourquoi.

Nous préférons utiliser les traitements magnésiques employés sous la forme la plus ancienne.

Nous préconisons donc la prise de *Bio Mag,* selon la posologie suivante : 1 *comprimé* 2 fois par jour.

Une thèse récente du Dr Saïd Rouhani Najaf Abadi a prouvé l'action désormais incontestable du *Bio Mag* sur l'hyperexcitabilité neuromusculaire. Ce médecin l'a expérimenté sur le rat.

Des magnésiums autres que le *Bio Mag* sont intéressants :

• Le *Magné B6* : l'association de la vitamine B6 est efficace dans de nombreux cas, ceux qui se compliquent de problèmes digestifs. Mais sans cette adjonction, l'équilibre de différents ions semble suffisant s'il est bien contrôlé.

• *Magnespasmyl, Magnogène* peuvent être également prescrits.

À lui seul, le magnésium traite une spasmophilie imparfaitement. Il faut toujours lui associer les métaux impliqués par le déséquilibre général.

Quand un problème psychique s'associe à une spasmophilie, l'aluminium est très souvent mis en cause, qu'il soit ou non associé au lithium.

En cas de problème circulatoire, on envisage un apport de *fluor.* Pour les malades offrant une typologie différente, c'est-à-dire pour les « carboniques » (stature plus carrée, face plus ronde), la spasmophilie n'est pas rattachée aux mêmes ions que pour les malades envisagés ci-dessus.

Les sphères intéressées diffèrent :

– parathyroïde bien sûr. *Magnesium* surtout, *Calcium-Silicium.* Ce cas concerne toujours le *Magnesium* associé aux perturbations ;

– la médullo-surrénale est en général touchée. Associée éventuellement avec les gonades (testicules ou ovaires).

- Médullo-surrénale : *Magnesium-Zincum.*
- Gonades : *Selenium-Argent-Or* (strontium carb-osmium).

Ce type de malade souffre de spasmes abdominaux impliquant comme remède : *Magnesia phosphorica, Zincum phosphoricum.*

En fréquence, on retrouve :

– *Magnesium* {
Magnesia carbonica,
Magnesia phosphorica,
Magnesia sulfurica.

– *Zincum : Zincum phosphoricum.*

On peut associer à ce traitement le *Soufre* car nous avons souvent affaire à des patients qui éliminent difficilement et qui sont sujets à un engorgement hépatique.

Sulfur et surtout ses sels : *Magnesium sulfuricum, Zincum sulfuricum* peuvent être indiqués.

Les dilutions homéopathiques généralement prescrites sont de 4 CH.

En complément de cette sphère abdominale : on rencontre un dérèglement hypophysaire.

On trouve surtout le *Nickel* (l'association *Zinc, Nickel, Cobalt* se produit rarement).

Quand on constate une intrication gonadique :
- chez la femme : *Selenium, Argent, Or ;*
- chez l'homme : *Or, Selenium, Argent.*

Le sélénium est un remède intéressant, spécifique de l'asthénie.

	Les frêles		*Les charpentés*
	Le plus souvent	Moins fréquent	Rarement touché
Hypothalamus	*Lithium*	*Praesodyme*	Chez les obèses *Erbium* (certainement thalamique)
Hypophyse	*Aluminium*	*Vanadium* *Nickel*	Exceptionnel : *Nickel* *Uranium, Baryum, Arsenicum* *Vadium* (en rapport avec TSH)
Parathyroïde	*Calcium* *Magnesium* *Silicum*	*Phosphore* *Magnesium*	*Magnesium*
Thyroïde	*Cobalt*	*Iode* *Manganèse* *Soufre*	*Soufre, Iode*
Cortico-surrénale	*Fluor*	*Cuivre*	
Médullo-surrénale			*Zincum, Sulfur* *Magnesia Phos*
Gonade		*Selenium* *Argent*	*Or, Selenium* *Argent*
Thymus	*Molybdène*		*Molybdène*

14

INFLUENCES DE L'ENVIRONNEMENT SUR L'ÉQUILIBRE CELLULAIRE

Afin de procurer à chacun la clé qui permettra de rétablir les informations dont la perturbation a engendré un état maladif, il est nécessaire d'envisager les éléments qui interviennent dans la genèse de la spasmophilie.

Pour établir un bilan général, il importe de rechercher toutes les perturbations énergétiques susceptibles d'interférer sur cette maladie. Il faut appréhender les relations hormonales qui s'établissent avec les différents métaux sur un support approprié. Mais, pour établir un bilan complet, on doit traiter les structures de l'organisme en passant en revue les métaux qui ont présidé à l'élaboration de cette structure. À cette fin, on utilise ces métaux sur le support propre à l'information cytoplasmique. Il semble que le support a autant d'importance que le métal lui-même, auquel il confère une direction particulière permettant d'orienter son champ d'action sur des cibles déterminées.

Dès lors, on comprend très bien que, pour le thérapeute, la difficulté réside dans le choix, parmi les 92 éléments naturels de la classification de Mendeleïev, des métaux nécessaires à l'équilibre du patient considéré.

Cela conduit à envisager le problème annexe de l'alimentation, matière première nécessaire pour produire l'énergie indispensable au bon fonctionnement cellulaire. De nombreux auteurs s'accordent pour dénoncer la carence de notre alimentation en métaux, particulièrement en magnésium.

Cet état de fait, maintes fois vérifié, est en partie imputable à la recherche d'une production sans cesse accrue, nécessitant l'utilisation abusive d'engrais chimiques qui, parfois, sont des chélatants des métaux. La solution la plus logique semblait résider dans un apport systématique de magnésium et d'autres métaux à notre alimentation quotidienne. C'était oublier que la quantité ne suppose pas nécessairement la qualité ! Quelle différence entre une molécule d'eau et une autre sous des formes multiples : aqueuse, gazeuse, cristal de neige ou de glace ? n'est-ce pas toujours la même formule H_2O qui se trouve concernée ? Or, même le profane ne saurait ignorer qu'entre une eau biologique et une eau de consommation courante, il existe la même différence qu'entre la structure de la glace et celle de l'eau, car c'est, en effet, au niveau de la structure moléculaire de l'eau que réside la différence.

Ainsi, apparaît-il que le support sur lequel se trouve fixé le métal est aussi important que le métal lui-même : le magnésium fixé sur un végétal se différencie totalement de celui que l'on trouve à l'état minéral. La prêle qui contient beaucoup de silice exerce une action bien différente de celle de la silice elle-même. Cette différenciation se situe au niveau de la végétabilisation du métal. Il semble dès lors évident qu'un métal végétabilisé ne peut en aucun cas donner une information intracellulaire, mais seulement servir de nutriment et rester dans les espaces extracellulaires, où la cellule puise ce dont elle a besoin pour vivre.

Il restait désormais à trouver quels étaient les métaux et les supports correspondants aptes à agir dans le secteur considéré.

En utilisant des gluconates, on a constaté l'impact précis de ceux-ci au niveau de l'équilibre général de l'organisme et l'effet thérapeutique induit. Cette action est à rapprocher de l'impact des dilutions homéopathiques en 4 CH de métaux et métalloïdes utilisés dans les préparations. D'autres dilutions donneraient peut-être des informations différentes. Cette analogie avec les gluconates explique peut-être la potentialisation de l'action des remèdes sur le support de lactose.

Le rétablissement de l'équilibre au niveau de la cellule permet celui de l'équilibre nerveux. On pourrait expliquer cette simultanéité par un rééquilibrage des membranes cellulaires. Si une substance agit au niveau extracellulaire, on devrait obtenir un résultat identique au point de vue électrique.

Le milieu interstitiel est essentiel dans l'économie des cellules, il semble tout aussi évident que le pouvoir solvant de ce liquide permet de maintenir les molécules en solution dans leur équilibre, ainsi la cellule peut utiliser à tout moment les éléments dont elle a besoin.

Une insuffisance de pouvoir solvant favoriserait l'apparition de dépôts qui viendraient perturber la membrane dans son économie. Une saturation des cibles modifie les conditions de l'oxygénation cellulaire et entraîne des variations dans la tension des membranes.

Des travaux sur l'équilibre du plasma montrent que la solvabilité de ce liquide dépend des conditions de pH, de la résistivité et du rH_2 (c'est-à-dire de la puissance d'oxydoréduction).

Ce qui régit notre organisme obéit à tous les niveaux à des potentiels électriques, qu'il s'agisse de transformations chimiques ou de transmissions de l'influx nerveux. Toutes les manifestations électriques peuvent retentir sur l'organisme entier, certains rhumatisants le vérifient car, à l'approche de l'orage, ils ressentent par leurs douleurs l'influence de ces perturbations d'ions positifs dans l'atmosphère. Qui n'a pas éprouvé, après une tension nerveuse, le soulagement de sentir l'orage qui menaçait, éclater enfin en une bonne pluie qui vient négativer les ions positifs dont l'atmosphère s'était chargée.

Bien que la plupart des molécules constituant l'air que nous respirons soient neutres, on ne saurait négliger l'influence exercée par certaines molécules ionisées porteuses de charges positives ou négatives et qui induisent un champ électrique permanent en fonction des conditions météorologiques et de l'altitude : les ions négatifs se dirigent vers le haut, les ions positifs vers la terre.

En fait, il existe une sorte de diélectrique constitué par l'ionosphère, d'une part, et par la terre, d'autre part (la couche du milieu étant formée de couches moyennes et basses peu conductrices). Ce condensateur se charge et se décharge continuellement sous l'influence des ions entraînés par ce champ électrique. Ce sont des milliers d'orages en activité sur tout le globe terrestre qui assurent la constante recharge de cet immense condensateur. Le Pr Métadier fait état de plus de 40 000 orages quotidiens, soit 30 000 éclairs à l'heure.

Des différences de potentiel, suivant les conditions atmosphériques, peuvent aller de 130 volts par mètre par beau temps à 10 000 volts sous les nuages et même à 20 000 volts au cours des orages.

Chacun a ressenti dans sa main des décharges en saisissant la poignée d'une portière de voiture ou même en touchant quelqu'un. C'est la raison pour laquelle le Dr Kneipp, dans sa *Médecine naturelle*, recommande aux sujets tendus, de marcher les pieds dans l'eau afin de décharger leurs ions positifs dans le sol. Ce même médecin ordonne des cures d'eau permettant l'élimination de toutes les pollutions internes qui affectent la solubilité de l'eau extracellulaire, et nuisent ainsi à l'équilibre indispensable entre le milieu extracellulaire et la cellule elle-même. Ces moyens de modification du milieu intérieur par les perturbations électriques de l'environnement laissent présager une possibilité d'interférence sur ce milieu intérieur par la qualité de l'apport alimentaire.

Les produits de la nutrition une fois épurés, catabolisés, puis métabolisés vont être véhiculés par le courant circulatoire sanguin et modifier cet espace extracellulaire si riche en eau ; or l'eau, chacun le sait, est le meilleur des solvants des différentes substances issues de la nutrition. Ce solvant par excellence obéit à des lois qui assurent la meilleure solubilité possible.

Pour essayer de saisir les critères d'un bon équilibre extracellulaire, nous allons reprendre quelques notions fondamentales. Tout d'abord, le pH, la résistivité, le rH_2 : trois éléments qui permettent de caractériser une solution.

C'est aux travaux du Dr Vincent que l'on doit cette notion essentielle de « paramètres bioélectriques ». Le pH correspond au degré chiffré de l'acidité ou de l'alcalinité d'une solution. Certaines substances sont très sensibles à ce milieu susceptible de modifier complètement leur équilibre. Le pH peut varier de 0 (acidité maximale) à 14,14 (alcalinité maximale). Le milieu – soit 7,7 – désigne une solution de pH neutre. Dans l'organisme le pH reste relativement stable, puisque des substances tampons y jouent un rôle de régulateur en absorbant les variations d'acidité.

Un autre paramètre à définir est celui de la résistivité qui correspond à la résistance qu'oppose une solution au passage du courant. La résistivité reflète ainsi la concentration moléculaire et permet de connaître par déduction la pression osmotique qui est une fonction inverse de la résistivité. Le courant passera d'autant plus facilement que la solution sera riche en électrolytes.

Plus une solution est pure, plus sa résistivité est élevée, ainsi l'eau distillée offre une résistivité très élevée (autour de 150 000 ohms) alors qu'une eau ordinaire peut avoir une résistivité de 10 000 ohms et une eau des villes une résistivité de 1 250 ohms. La résistivité du sang s'abaissera de même, en fonction des électrolytes et des déchets véhiculés par le courant circulatoire sanguin.

Il est évident que si le sang perd cette possibilité de solubiliser certaines molécules, il y aura des risques de dépôts, voire d'asphyxie de la cellule. On n'a jamais considéré assez sérieusement ce problème très important. Les conséquences d'une telle asphyxie peuvent être diverses.

Des conceptions de la pathogenèse de l'athérosclérose sont présentées par les Drs Eugène Mangez et Lucien Roujon qui nous apprennent que des travaux poursuivis aux États-Unis ont porté sur les variations de potentiel électrique de vaisseaux normaux. Ainsi, ces chercheurs ont prouvé qu'une dépolarisation positive était un facteur déclenchant de plaques d'athérome s'accompagnant de thromboses.

En soumettant un vaisseau comme l'aorte à un courant électrique faible, on provoque toujours une thrombose sur la paroi chargée positivement.

Ce résultat expérimental autorise cette hypothèse : dans tout phénomène athéromateux, il y a inversion des potentiels de la membrane. Une expérimentation effectuée en Pennsylvanie et portant sur deux cent vingt chiens a confirmé cette hypothèse. Ces recherches entreprises sur les ions négatifs ont permis de vérifier l'action des charges électriques en biologie.

En ce qui concerne les mesures bioélectriques, Roujon et Mangez soulignent que la constitution de thromboses est toujours en relation avec une suroxydation sanguine.

Certains facteurs contribuent à maintenir l'équilibre biologique ou bien à le dégrader. Faut-il incriminer à la source un terrain qui s'altère, ou l'effet perturbateur d'un état pathologique ? L'expérience prouve que la dégradation progressive du terrain est responsable de la maladie. Reste à définir comment est perturbé le terrain.

Certains auteurs imputent essentiellement les désordres à la qualité des produits alimentaires, à celle de l'eau d'alimentation, de l'eau organique et enfin de l'environnement.

INFLUENCE DE L'ALIMENTATION

Il convient de rappeler l'importance des travaux concernant l'équilibre minéral dans l'alimentation. Les facteurs bioélectroniques n'interviennent pas seuls dans ce vaste ensemble et les aspects du problème alimentaire sont d'ordre qualitatif et quantitatif.

Il importe de respecter un équilibre alimentaire par une juste proportion des protides, des glucides, des lipides, mais il faut rappeler l'importance de la qualité : par exemple, on incrimine l'action de certains corps gras d'origine animale bien que l'on ne puisse pour autant les exclure d'un régime sain.

Bezroukov et Frotkis en 1977 (Académie des sciences de l'Union soviétique) ont démontré que la quantité des substances ingérées varie avec l'âge, les conditions d'existence, le degré d'activité (l'inactivité s'avérant particulièrement nuisible et responsable du vieillissement prématuré, par altération du système nerveux et de la circulation sanguine).

L'activité cérébrale joue un rôle aussi important que l'activité physique dans le maintien de la santé : continuer à participer à la vie sociale est un moyen qui éloigne maladie et sénescence.

INFLUENCE DE L'EAU D'ALIMENTATION

Les facteurs bioélectroniques, à égalité de pureté bactériologique, sont considérés comme primordiaux. Cependant il ne faut pas minimiser les autres facteurs physico-chimiques : TH (Titre hydrotimétrique), TAC (Titre alcalimétrique complet) ; les anions NO_2, NO_3, SO_4, les cations NH + et Fe ++.

Il importe de connaître le degré exact de concentration des ions, surtout des ions nitrate NO_3, qui est lié à la grande solubilité des engrais nitriques responsables d'une dangereuse pollution des nappes souterraines.

L'absorption d'électrolytes inassimilables perturbe peu à peu la filtration rénale, il s'ensuit évidemment une épuration insuffisante du sang, et c'est la porte ouverte aux maladies de dégénérescence ou de sénescence prématurée.

P. Kouchakoff a observé les leucocytoses digestives, ses conclusions s'appliquent aussi à l'eau : « L'eau bouillie est, à la longue, dangereuse pour la santé. »

15

L'EAU

Il va sans dire que l'eau d'alimentation est d'une importance capitale puisqu'elle permet le maintien de l'hydratation cellulaire. Or chaque eau présente des caractéristiques spécifiques en ce qui concerne ses propriétés physico-chimiques alcalométriques, hydrolométriques ainsi que les anions et cations qu'elle contient. Il faut cependant faire état de la nécessité de rechercher la présence de certains ions : nitrate NO_3 qui peuvent être liés à la pollution par un emploi excessif d'engrais nitriques en agriculture. Ces engrais sont entraînés par les eaux de pluie et peuvent, dans certains cas, se retrouver dans l'eau d'alimentation.

Ces nitrates sont des oxydants ; anions nitriques et nitrates, en réagissant sur des acides aminés essentiels, peuvent donner des composés nitrés : les nitroaminés, cancérigènes.

Une eau de bonne qualité doit répondre à des critères d'acidité pH L 7 et de résistivité rH_2 28, résistivité égale à 3 000 avec une charge peu importante en sels minéraux.

Ces critères de résistivité ohmique varient avec le temps et sont influencés par le transport. Là réside justement l'intérêt des cures thermales qui permettent de consommer l'eau à la source même d'émergence. Les propriétés de cette eau thermale sont alors bien différentes de celles que peuvent offrir les bouteilles de cette eau expédiée jusqu'à la table des consommateurs. En effet, les eaux perdent très vite leur résistivité, c'est le rH_2 qui subit les plus grandes variations à cause de la rapide oxydation de l'eau au contact de l'air. L'assimilation des métaux contenus dans l'eau devient aléatoire. L'apport des métaux propres à l'organisme humain peut s'effectuer également par la chaîne végétale qui fait subir au minéral un cycle de modifications. Ces métaux acquièrent au cours de ce cycle des propriétés particulières étant en quelque sorte « végétabilisés », c'est-à-dire que le métal se trouve sur un support organique approprié qui sera alors parfaitement assimilé par notre organisme.

On en déduit que l'eau bouillie perd ses propriétés, ce n'est plus une eau de source naturelle contenant H_2O et ses gaz tels que CO_2, O_2 et H_2, mais une eau inerte. On a pratiqué une expérience concluante : des poissons rouges placés dans une eau bouillie ne peuvent pas vivre !

INFLUENCE DE L'ENVIRONNEMENT

Les êtres vivants réagissent aux modifications des conditions de leur environnement naturel. Cependant, les mécanismes autorégulateurs limitent l'ampleur des oscillations mais, quand un certain seuil est franchi, les déviations évoluent vers la permanence d'un état pathologique dû au changement de terrain biologique.

On doit considérer l'importance d'une pollution électrique qui se conjugue avec la pollution chimique plus apparente.

De nombreux travaux concernent le problème de l'ionisation de l'air ; la simple expérience personnelle prouve que nos états de santé dépendent, pour une certaine part, de phénomènes atmosphériques. La fuite des citadins vers la campagne, en fin de semaine, est la quête de l'oxygène, mais également des ions négatifs permettant l'oxygénation de l'hémoglobine.

L'ionisation de l'air est indispensable à la vie et un équilibre entre ionisation positive et négative s'avère nécessaire.

	Libre/cm³	(+/–)
À l'air pur et sec (notamment en montagne)	800 à 2 000	0,9 à 1
À la campagne	400 à 800	1 à 1,2
En ville non polluée	200 à 300	1,2 à 1,4
En local non occupé	240 stable	
En local occupé par 4 pers. (après 20 minutes) ...	50	1,5 à 5
En local occupé par 4 pers. (après 7 heures)	15 à 20	1,7
Grand magasin peu aéré, avec air conditionné	0 à 15	

Les conditions de vie urbaine favorisent une dangereuse carence en électrons, carence responsable de maladies de dégénérescence.

La pollution chimique compromet, elle aussi, l'existence des ions négatifs (voir étude du Dr V. Macquet). La pollution électrique, nous l'avons mentionné ci-dessus, s'aggrave avec le progrès nous baignant dans des ondes hertziennes aux effets mal connus. Aux États-Unis un rapport officiel de l'*Office of Telecommunications Policy* se termine ainsi : « L'homme pourrait entrer, incessamment, dans une ère de pollution par l'énergie, comparable en ce qui concerne la santé publique à la pollution chimique actuelle. »

Au Canada, les chercheurs du Conseil national des recherches (CNR) démontrent que les « radiations » pourraient expliquer des « accidents biologiques dont on connaît mal la cause ».

Chez les cosmonautes, il existe des phénomènes biologiques qui ne peuvent s'expliquer que par certaines radiations cosmiques.

Ces effets concernent surtout le tissu nerveux, intensifiant la production de substances collagènes dans les espaces interstitiels des tissus, d'où une possible explication par certains auteurs de cette recrudescence de la « sclérose en plaques » sur des sujets prédisposés à partir de tissus nerveux fragiles ou fatigués.

D'après le Dr ès sciences Romero Sierra (CNR d'Attaria), « les interactions entre ces champs naturels et des champs artificiels externes pourraient être à l'origine des troubles multiples aux causes mal connues ».

En 1975, le Pr Higginson (Centre international des recherches sur le cancer) affirmait : « On dispose maintenant de preuves circonstanciées que 80 à 90 % de tous les cancers dépendent directement ou indirectement des facteurs de l'environnement. »

LE LIQUIDE EXTRACELLULAIRE

Le liquide extracellulaire doit pouvoir s'harmoniser avec le liquide intracellulaire cytoplasmique. Des règles précises de l'équilibre des pressions de part et d'autre de cette membrane doivent évidemment être respectées, mais bien d'autres facteurs – en particulier celui de la structure de l'eau et de l'énergie qui y circule – doivent contribuer à l'équilibre de la cellule de manière à ce qu'elle se trouve en résonance avec toutes les autres qui baignent dans un même environnement (téléaction). Dès lors, pourquoi ne pas penser que cette eau extracellulaire doit réagir aussi bien à des apports qualitatifs qu'à des apports quantitatifs. Tout d'abord, il est évident que cette eau extracellulaire doit présenter tous les caractères d'une eau biologique (H_2O), comment allons-nous définir une eau biologique ? Chacun sait qu'une molécule d'eau est constituée par deux atomes d'hydrogène liés à un atome d'oxygène. Ces deux atomes d'hydrogène font avec l'oxygène un angle de 104°5. Selon les niveaux d'énergie impliqués à l'eau, on peut faire varier cet angle et, de ce fait, en modifiant la structure de la molécule considérée, lui faire émettre une onde différente.

C'est ce qui se passe dans un quartz : en modifiant sa structure on transforme invariablement le signal émis.

L'orientation des molécules d'eau peut être déterminée par leur action réciproque, ainsi se dessine un réseau de molécules constituant une structure différente selon l'association des molécules d'eau dans l'espace.

On va alors obtenir :
– des dimères,
– des trimères,
– des polymères de cette molécule H_2O.

Cela est fondamental pour apprécier la qualité de l'eau.

Une eau inerte sera monomère alors qu'une eau trimère sera biologique.

L'organisme est-il capable de conserver cette eau trimère essentielle à l'équilibre de la membrane cytoplasmique en dehors, bien sûr, des proplans de gradiant osmotique inhérents à la concentration des différents ions insérés dans ces mailles ?

Cette eau extracellulaire est en grande partie liée à l'assimilation et à l'apport d'eau par l'alimentation. Cette eau correspond à l'aspect tellurique : en effet, venue du ciel, elle se trouve régénérée dans le sous-sol par le passage à travers des couches successives qui transforment cette eau chimiquement pure en une eau filtrée par la terre.

16

L'ALIMENTATION

LE COMPORTEMENT ALIMENTAIRE

Le terrain de la spasmophilie se prépare dès la plus jeune enfance, en fonction de l'apport alimentaire et surtout de la manière de s'alimenter. L'alimentation joue un rôle fondamental pour maintenir un bon équilibre de santé : il ne se résume pas à un apport calorique mais consiste à fournir les éléments nutritionnels nécessaires à l'organisme. Elle joue également un rôle sur la résistance aux infections et aux agressions extérieures, et donc sur l'équilibre du système immunitaire.

La bouche et le goût

La succion et la déglutition, puis la mastication sont les premiers actes d'assimilation de la nourriture. L'équilibre de ces fonctions est indispensable à la réalisation et à la transformation d'un corps.

Avec l'âge, le palais va s'affiner en même temps que l'éveil de la conscience.

Celle-ci évolue en fonction d'étapes structurales successives : allongé, assis, à quatre pattes, debout, apparition des dents de lait, des dents définitives, puberté... autant de transformations qui vont amener à la réalisation d'un homme ou d'une femme.

L'expression de sa réalité masculine ou féminine à la puberté est une étape fondamentale qui s'accomplit avec l'apparition des seins chez la jeune fille, et la mue de la voix chez le garçon. L'apparition des dents de sagesse et l'accomplissement de la croissance des clavicules achèvent cette construction d'un hommc ou d'unc fcmmc.

La nourriture, support de l'existence

La nourriture est issue des produits que la terre offre à l'homme pour maintenir un contact vital avec elle. La digestion permet une dissociation des glucides, des lipides et des protides en éléments fondamentaux qui seront recombinés autrement : c'est ainsi qu'en mangeant du végétal ou de l'animal, on va construire un corps humain.

C'est souvent la manière dont nous mangeons qui retentit sur l'assimilation, l'absorption et la transformation métabolique de l'organisme. Ces « comportements alimentaires » font partie de tout le vécu de l'humanité : ils sont le reflet de notre affect, de notre logique, de notre idéal, de nos peurs, de nos colères, qui nous font réagir pour s'adapter à la vie.

Pour éveiller le goût de l'enfant tout est permis, les parents utilisent tous les supports :

• L'affect et la culpabilité : « Une cuillerée pour faire plaisir à papa, une cuillerée pour faire plaisir à maman, à grand-mère, à la sœur aînée... », « pense aux enfants qui n'ont rien à manger... »

• Si l'affect n'est pas suffisant, la logique peut aider à convaincre : « Il faut manger pour vivre, il faut manger de la viande parce qu'elle contient des protéines... »

• Si l'on n'arrive pas à ses fins par la logique,... pourquoi ne pas utiliser l'image d'un modèle idéal : « Mange pour devenir un homme... comme papa. »

• Et enfin en dernier recours, la peur peut être l'argument décisif : « Si tu ne manges pas, je vais chercher papa... »

Pendant des années, l'enfant s'alimente dans une atmosphère familiale, enregistrant à chaque bouchée des informations qui vont s'inscrire au fil du temps dans sa mémoire. Ces informations induisent à chaque repas un réflexe comportemental qui va conditionner l'assimilation et la réabsorption.

Partager un repas

Partager un repas, c'est partager un moment privilégié où les cinq sens entrent en jeu pour choisir, sentir, déguster et apprécier des saveurs. La mise en route de ce métabolisme fondamental permet le maintien de la vie par un renouvellement cellulaire constant. La quantité et la qualité des aliments doivent être choisies judicieusement pour favoriser une bonne assimilation.

Ambiance d'un repas

Un repas pris dans une bonne ambiance stimule l'équilibre fonctionnel et comportemental des différents organes et circuits de communication qui participent à la vie du corps et président aux transformations des aliments.

En revanche, une atmosphère stressante, en mauvaise compagnie, peut retentir sur la qualité de la réabsorption et engendrer des transformations métaboliques déviées de leur équilibre naturel.

Un repas pris « sur le pouce » ne permet pas toujours de respecter un acte fondamental qui apporte à tout l'organisme les éléments nécessaires à l'accomplissement des différentes fonctions.

L'éducation

Le comportement de l'individu est le résultat de l'éducation, des habitudes alimentaires, et des coutumes d'un pays, entretenus depuis la naissance. L'homme a la possibilité de ne pas subir ces influences et de toujours s'alimenter en fonction de son désir et de son goût, sans se laisser influencer par de nouveaux concepts à la mode.

S'il se trouve conditionné dans sa manière de s'alimenter, c'est que son pôle cérébral n'arrive plus à dominer le système limbique émotionnel. Une nutrition endocellulaire spécifique peut l'aider à retrouver une maîtrise cérébrale pour faire des choix alimentaires en fonction de ses propres besoins.

Préparation d'un repas

La préparation d'un repas est essentielle : la cuisine est un « art » lorsqu'on fait appel à ses perceptions sensorielles.

Elle devient une « science » pour certains, qui veulent peser et combiner les aliments en fonction de leur valeur calorique, vitaminique et autres, en négligeant quelquefois le bon sens. On fait alors une cuisine « logique », ou « idéale » qui n'a plus rien à voir avec l'art culinaire.

L'expression du goût permet d'avoir une connaissance des différents éléments, de manière à élaborer des recettes qui permettront le plaisir de goûter et d'apprécier de nouvelles saveurs.

La cuisine

La cuisine est le support de nos sentiments, de nos envies, de nos aspirations qui ne sont pas toujours en équilibre avec notre organisme et ses besoins profonds, car c'est souvent un besoin de compensation qui va guider le choix des aliments.

Elle pourrait être une combinaison équilibrée des produits du terroir, différents à chaque saison, pour exercer sa sensibilité dans les préparations culinaires.

Un repas = une régénération

Le repas étant un moyen de régénération de l'organisme, par un apport juste en quantité et en qualité, l'après-repas se concrétise normalement par une reprise de dynamisme.

Profiter du repas pour retrouver des réflexes nutritionnels simples et naturels permet de se maintenir en bonne santé et parfois de « rajeunir ».

Chaque aliment, par sa nature intrinsèque, a un goût et un tropisme particulier sur certaines fonctions de l'organisme : l'art et la manière de les combiner permettent de faire des repas équilibrés qui nourrissent des secteurs spécifiques.

Reconnaissance des aliments

La reconnaissance des aliments est essentielle pour une absorption alimentaire optimale.

Un repas exige la participation des cinq sens : la vue, l'odorat, l'écoute, le goût, le toucher dans une combinaison des uns par rapport aux autres, car n'oublions pas qu'un mets a une odeur, une consistance, une forme, un goût, une couleur qui permettent de l'apprécier.

Quatre types de cellules gustatives de la langue se conjuguent pour détecter l'amer, le sucré, le salé et l'acide qui se combinent pour constituer les saveurs.

Cette synergie des éléments permet de faire sa propre cuisine et d'exercer sa créativité.

Parfois, l'aversion pour un aliment est une manière de réagir induite par des informations inscrites dans la mémoire cellulaire. Cette attitude peut être, dans certains cas, significative pour comprendre un dysfonctionnement plus profond.

Mouvement de mastication

Les mâchoires sont activées par des muscles qui, suivant leur équilibre, vont retentir sur l'articulé dentaire. Le passage de la succion à la mastication est une étape très importante, car ce mouvement modifie les tensions musculaires au niveau des os de la face.

La mastication est un travail qu'accomplit la mâchoire inférieure : la mandibule, qui est en correspondance avec le bassin, rejoint le maxillaire supérieur, en relation avec la ceinture scapulo-humérale.

Un bon articulé dentaire est le reflet d'un équilibre organique général en rapport avec les forces structurelles de l'organisme. Les parents qui ont envie de voir leur bébé marcher, ont tendance à négliger l'étape « quatre pattes », fondamentale pour la formation d'un bon articulé dentaire.

Il est nécessaire, en cas de troubles de l'occlusion, de mettre en évidence les forces qui ont déformé l'équilibre naturel. À l'aide d'une nutrition spécifique des organes et des circuits de communication dans l'organisme, on facilite un mouvement correct de la mâchoire.

L'OMS recommande les quantités d'éléments indispensables dans l'alimentation journalière : 50 à 55 % de glucides, 30 à 35 % de lipides et 15 % de protides.

L'apport lipidique doit privilégier les acides gras monoinsaturés comme l'huile d'olive (voir les régimes méditerranéens). À cela s'ajoutent les polyinsaturés comme l'huile de tournesol, l'huile de maïs, sans oublier l'acide linolénique que l'on retrouve dans l'huile de noix, de soja ou de colza. Ces deux derniers acides linoléiques et linoléniques s'appelaient autrefois vitamine F, la « vitamine de la peau » : ils sont fondamentaux et indispensables, car l'organisme ne les synthétise pas.

L'apport en fibres est souvent insuffisant du fait de la diminution de la consommation du pain et des légumes, et de l'utilisation du pain blanc.

Un apport de 35 grammes de fibres par jour permet de réguler la réabsorption du glucose, des triglycérides, et du cholestérol et avoir ainsi un rôle protecteur au niveau de la muqueuse du côlon et de l'intestin grêle.

Ces petites attentions permettent à l'organisme une meilleure assimilation des apports et donc un meilleur équilibre des circuits qui président à ses fonctions.

Dans les pays industrialisés on note plus souvent des carences de réabsorption plutôt que des carences d'apport. Ces troubles sont liés à des perturbations métaboliques, qui peuvent justifier une supplémentation de certains éléments.

Une alimentation équilibrée peut être suffisante au maintien de la santé, mais en cas de troubles métaboliques installés, on pourra utiliser une supplémentation adéquate, à condition qu'elle corresponde aux critères de biocompatibilité et respecte ainsi l'équilibre des potentiels membranaires de la cellule. Bien souvent la supplémentation apporte des éléments qui, dissociés de leur équilibre naturel, respectent les proportions pondérales mais pas forcément la qualité nutritionnelle : cela oblige l'organisme à s'adapter à des produits qui vont induire à long terme des perturbations importantes.

Certains régimes n'apportent plus une nourriture équilibrée et peuvent entraîner des carences avec troubles du comportement. Des déficiences immunitaires sont observées plus particulièrement lors de carences en vitamines hydrosolubles du groupe B ou liposolubles (A et E). Une étude faite sur des volontaires a montré le retentissement des carences en certains éléments sur l'équilibre immunitaire. Une carence en vitamine B6 déprime l'immunité cellulaire, mais si cette déficience s'associe à un manque de vitamine B5 (acide pantothénique) il n'y aura pas de diminution des réponses d'anticorps. Une carence en vitamine B9 donne une altération des fonctions lymphocytaires, la vitamine A intervient dans la stimulation du système immunitaire, la vitamine E a une action antioxydante et permet de diminuer les radicaux libres.

Certains auteurs préconisent l'utilisation de micronutriments d'une façon systématique, d'autres au contraire s'y opposent en considérant qu'il suffit d'avoir une nourriture équilibrée pour éviter les carences. Chaque fois qu'il y a un phénomène de stress, une maladie, il y a modification de la réabsorption de certains éléments, ce qui justifie l'apport de compléments nutritionnels pondéraux.

On comprend les auteurs qui conseillent des apports journaliers de nutriments pondéraux, pour compenser d'une façon générale des perturbations de la réabsorption, résultat d'un déséquilibre des courants vitaux perturbés par le stress.

Il est certain que dans les produits issus d'une culture intensive la valeur vitaminique et la teneur en oligoéléments est d'une qualité minimale.

Cette constatation fait que certains agriculteurs choisissent de retourner à une culture plus saine, en fertilisant et en travaillant leur terre avec des techniques naturelles : le rendement est moins élevé, mais la qualité des produits est incomparable.

L'alimentation évolue en fonction d'un marché ouvert sur le monde, basé sur des critères économiques qui ont tendance à éloigner l'homme du respect de la terre. Quelle sera la tendance de demain, avec la recherche transgénique ? Le végétal et l'animal que nous mangerons auront-ils les mêmes propriétés nutritionnelles qu'aujourd'hui ?

Le contact avec la terre est la possibilité pour l'homme de se ressourcer et de prendre les décisions qui s'imposent pour permette à la terre de continuer à produire une nourriture de qualité, nécessaire au processus de transformation de l'être humain.

Réabsorption et psychisme

Les études effectuées à la fois sur l'homme et sur l'animal prouvent que les phénomènes psychologiques et environnementaux retentissent sur la réabsorption alimentaire (et vice versa). En effet, l'état psychologique entraîne des modifications neuroendocriniennes, mettant en jeu la sécrétion de substances qui retentissent sur l'équilibre de l'assimilation et la transformation des lipides, des glucides et des protides.

Une expérience effectuée sur deux lots de lapins soumis à un même régime hyperlipidique a permis de constater que l'effet athérogène est amoindri dans le lot qui a reçu des caresses, par rapport au lot témoin qui n'a reçu aucune stimulation affective.

Cette observation indique qu'il y a eu une modification biochimique. Il peut s'agir d'une diminution de l'agrégation plaquettaire au niveau artériel ou d'une modification moléculaire au niveau de sa formule ou de sa forme. Dans les deux cas on peut émettre l'hypothèse qu'une modification du milieu pourrait retentir sur la forme des molécules : on sait que celle de l'acide linolénique est athérogène dans sa forme *cis* et que dans sa forme *trans*, elle l'est beaucoup moins.

La forme de la molécule véhicule des informations différentes en fonction de ponts hydrogène qui modifient sa structure. On peut se référer aux travaux du Dr Claude Vincent, qui souligne que le milieu, conditionné par les phénomènes d'oxydoréduction, le rH_2 et le pH, entraîne parfois une modification de la résistivité du sang qui intervient dans l'apparition des thromboses.

L'approche nutritionnelle endocellulaire

La nutrition endocellulaire, comme son nom l'indique, nourrit les cellules de chaque organe et leur redonne les informations nutritionnelles, qui président à leur fonction.

Elle utilise des oligoéléments, en doses infinitésimales, qui mobilisent les capacités d'autorégulation de l'organisme.

Celui-ci pourra ainsi reconnaître, dans une alimentation naturelle, les éléments dont il a besoin.

Elle n'apporte pas d'éléments pour combler les carences d'absorption, mais, dans un but préventif ou curatif, elle harmonise les fonctions physiologiques des organes et nourrit l'équilibre des échanges cellulaires.

On peut ainsi optimiser les fonctions biochimiques de l'organisme et redonner à l'individu des réflexes comportementaux qui lui permettent de choisir une nutrition équilibrée. Elle est totalement biocompatible et respecte l'équilibre individuel de chaque sujet.

Les recherches effectuées en nutrition endocellulaire sont basées sur des paramètres fondamentaux en rapport avec les cinq sens. Chaque manifestation physique est toujours le reflet d'un déséquilibre d'un des sens, par excès ou par défaut. Les cinq sens sont en rapport direct avec des organes, dans leur expression physique ou psychique. James William avait déjà émis l'hypothèse de la relation entre les organes et le psychisme. Depuis, d'autres recherches sur le stress ont mis en évidence la transmission par la voie neuronale en s'appuyant sur la découverte de secteurs particuliers au niveau limbique, siège des émotions. Les expériences faites sur l'animal mettent en évidence cette relation étroite.

L'ulcère de contrainte chez l'animal est provoqué par la perte du mouvement et de sa possibilité d'agir : il est intéressant de constater que cette manifestation se fait précisément au niveau de l'estomac. Chez l'homme l'ulcère se produit dans les mêmes circonstances, lorsqu'il se trouve dans une contrainte d'action souvent forcée, car il est sollicité au-delà de ses capacités. Cela démontre encore une fois de quelle manière le comportement peut stimuler le terrain sur lequel un organe manifestera la maladie.

En faisant un bilan de l'équilibre fonctionnel des cinq sens, on trouve toujours une perturbation au niveau du sens du goût.

On ne peut pas solliciter et privilégier un sens au détriment d'un autre, sous peine d'induire des informations erronées.

Chez l'homme la maîtrise cognitive passe par les informations sensorielles, à condition qu'aucun sens ne soit altéré.

L'information non cognitive, en revanche, met en jeu tout un système réflexe immunitaire, cellulaire et humoral qui réagit en fonction de la mémoire cellulaire propre à chacun. Mais le système « non cognitif » est cependant en relation avec le système « cognitif » : on peut émettre l'hypothèse que dans le système immunitaire « non cognitif », il existe une relation entre les cinq sens, les cytokines, les neurotransmetteurs et les hormones.

Il serait alors possible de comprendre l'action de certains neurotransmetteurs, suivant la modification de la sensibilité des récepteurs périphériques, en fonction des informations cognitives.

La physiologie fonctionnelle des organes et des méridiens, circuits de communication de l'organisme, apporte un éclairage intéressant sur les relations qui existent entre physique et psychique, neuro-endocrinien et immunitaire.

De nouvelles recherches ont permis de mettre en évidence les relations fondamentales entre les différents organes, le psychisme et l'équilibre des cinq sens. Tout déséquilibre psychique lié au stress retentit sur l'immunité, mais semble emprunter des circuits différents selon les organes concernés.

Aujourd'hui ces circuits ne sont pas encore élucidés, les neuromédiateurs et les cytokines qui leur correspondent ne sont pas identifiés, mais tous les jours on découvre de nouvelles molécules.

Peut-être découvrirons-nous un jour des neuromédiateurs spécifiques à chaque système ? C'est le but des nouveaux travaux sur la biochimie.

Les organes : une organisation cellulaire

Aucun organe n'est isolé, mais chacun a sa place et sa fonction pour participer à l'unité d'un corps : il fait partie d'un système fermé mais n'est pas ce système. À l'intérieur d'un organe, on trouve des cellules différentes qui s'organisent dans une relation mutuelle, pour participer à sa fonction. À l'intérieur de la cellule, existe donc une hiérarchisation des différents organites cytoplasmiques en relation avec l'activité centrale du noyau cellulaire.

Tous les organes fonctionnent dans une unité, avec comme coordinateur le système neuro-endocrino-immunologique.

Pour reprendre l'exemple de l'ulcère de l'estomac, on a tendance aujourd'hui à attribuer la cause de la maladie à « l'hélicobacter pylori ». La perturbation se manifeste au niveau de l'organe, mais le facteur déclenchant peut se situer au niveau du système nerveux central. Ce qui confirme le lien entre les relations physiologiques organiques et le système nerveux central. De même, dans un problème hépatique, l'effecteur est le foie, mais son dysfonctionnement peut être lié à d'autres organes qui retentissent sur son équilibre.

C'est le cas, par exemple, lorsque le trac se manifeste par une diarrhée ou une cystite (physique) qui apparaissent après une peur ou une déstabilisation (psychique). On peut agir bien sûr sur l'organe pour bloquer l'effet, mais aussi essayer d'avoir une action pour rétablir l'organe et les circuits de communication avec sa commande, car il s'agit souvent d'un déséquilibre nutritionnel de cet ensemble.

Cette manifestation peut être déclenchée par un déséquilibre neuro-endocrinien qui retentit sur un organe en fonction d'un sens particulièrement perturbé. Lorsqu'un individu a un comportement déséquilibré, des perturbations psychiques autant que physiques mettent en jeu son équilibre de santé.

Dans toute manifestation organique, on doit tenir compte de l'ensemble des relations de l'organe en le reliant à l'économie générale de l'organisme, comme l'avait déjà proposé James William, en sachant que le psychisme retentit sur le physique et vice versa.

Dans la première partie de ce livre, nous avons abordé la spasmophilie par une approche totalement physique en recherchant l'action des métaux de structure dans une visée thérapeutique. On considérait d'une façon peut-être simpliste que le déséquilibre général avait mis en jeu une perturbation des échanges cellulaires, selon l'hypothèse que les métaux de structure pouvaient être responsables de cette action. Cette démarche empirique permettait à l'époque de redonner un équilibre général au niveau structurel.

Des métaux de structure à la nutrition endocellulaire

Rechercher les métaux et les acides aminés en fonction de l'équilibre de l'individu exigeait, de la part du médecin, un diagnostic précis. Cette thérapeutique calquée sur une cible était valable tant que la cible existait, mais devenait néfaste lorsque celle-ci était tombée. De ce fait elle demandait des vérifications constantes et un suivi minutieux de chaque patient. Certains médecins utilisent encore cette méthode avec de bons résultats, en ignorant toutefois les relations intimes de l'expression fonctionnelle des organes par rapport au système cognitif des cinq sens.

Aujourd'hui, grâce à l'étude de la physiologie fonctionnelle des organes méridiens, cette approche avec les métaux est dépassée : elle a cédé le pas à une nutrition endocellulaire qui utilise une formulation à base d'oligométaux en dilutions très faibles.

Cette nutrition peut être donnée à tous, elle renforce la dynamique des organes sollicités, et permet d'avoir de bons résultats sans aucun risque, car elle est totalement biocompatible.

LA NUTRITION DES ÉCHANGES CELLULAIRES

L'équilibre général cellulaire

La vie est une affaire de dualité, de bipolarité, de positif-négatif, d'équilibre intérieur-extérieur, haut-bas… Sans ce principe, il ne peut y avoir de différence de potentiel entre deux phases : pas d'échange, donc pas de vie.

Dans tout l'organisme, on retrouve cette différence, que ce soit entre le pôle cérébral et le pôle métabolique ou dans l'équilibre immunitaire. Francesco Bottacioli, dans un article sur l'immunologie, compare la dualité de l'action des lymphocytes tissulaires et humoraux à l'équilibre fondamental yin-yang, connu en Orient depuis toujours.

Comme il était signalé dans la première édition, un régulateur général, Nutri-Yin Nutri-Yang, qui favorise la qualité des échanges cellulaires, permet d'améliorer une spasmophilie débutante, sans complications psychiques.

Ce supplément active tous les échanges cellulaires et c'est pour cela qu'il peut être considéré comme un reconstituant général.

Des études faites sur ce produit ont montré une amélioration de l'équilibre général dans 85 % des cas et une amélioration du sommeil dans 60 % des cas (de cette étude avaient été exclues les personnes considérées comme « psychiques »).

Chaque fois qu'il y a fatigue, qu'elle soit physique ou psychique, il y a des échanges cellulaires insuffisants. Il est donc utile de remettre en phase l'organisme en le repolarisant.

Lorsque cet équilibre bipolaire est maintenu, chaque organe et chaque cellule fonctionnent dans une unité, animés par le pôle sensitif moteur qui les conduit et le pôle métabolique hépatique, qui les nourrit.

Pôle cérébral et pôle métabolique

Le système nerveux central est la tour de contrôle de l'organisme (il consomme au repos 19 % de la dépense énergétique du corps). Il contrôle la remontée des émotions qui transitent par le système limbique, il y a donc lieu de nourrir le cortex cérébral pour lui donner la possibilité de retrouver une meilleure activité.

Le foie est la source d'ATP et fournit l'énergie nécessaire à tout l'organisme (il consomme au repos 27 % de la dépense énergétique du corps).

Les deux pôles de référence dans l'organisme sont le cerveau et le foie, sur lesquels les troubles des autres organes peuvent retentir.

Une nutrition du cortex cérébral et du foie permet d'avoir une action de soutien de leurs fonctions, pour optimiser l'organisme en général. Le pôle cérébral doit conduire le pôle métabolique et tous les organes, le foie apporte l'énergie métabolique nécessaire. C'est le système nerveux qui dirige (et non pas l'inverse).

Après un repas excessif, par exemple, une fatigue peut se faire ressentir avec l'apparition d'une somnolence postprandiale qui est le reflet d'un déficit organique du foie.

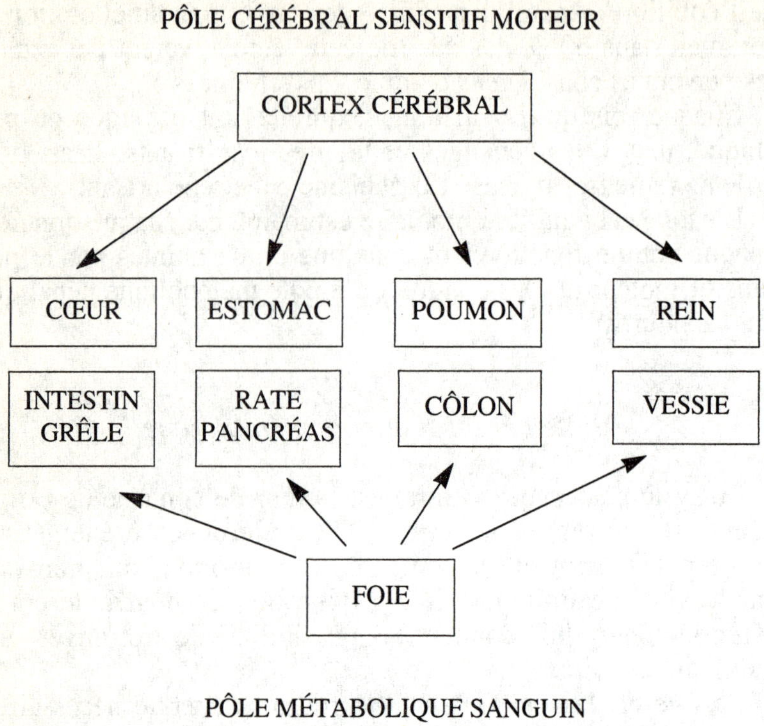

Les deux pôles de l'organisme

On peut retrouver une fatigabilité particulière à la suite d'une intervention chirurgicale où le système nerveux central et le système hépato-rénal ont été touchés : ces patients se plaignent de ne pas retrouver l'équilibre de santé qu'ils avaient auparavant. Une simple association de nutriments de la sphère cérébrale (du cortex cérébral, de l'hypothalamus ou du cervelet) leur permet de retrouver l'état précédent.

Souvent les suites d'une intervention chirurgicale peuvent engendrer une fatigue générale. Dans l'interrogatoire du patient il faut prendre en compte autant l'intervention elle-même, que le type d'intervention et l'organe incriminé.

On peut observer également, le déclenchement d'une spasmophilie à la suite d'une césarienne : l'intervention est en cause, mais aussi l'état général de la femme à ce moment-là.

Compléments nutritionnels d'organes et méridiens

Leur naissance est concomitante à la première édition de ce livre, grâce aux travaux de recherches entrepris à cette époque à la faculté d'Orsay à Paris, avec l'équipe du Pr Étienne Guillé.

C'est en cherchant à améliorer les échanges membranaires au niveau de la cellule qu'est né le premier régulateur nutritionnel cellulaire général (RNCG) appelé Nutri-Yin Nutri-Yang, présenté à la fin de la première édition : son action est globale mais n'agit pas de manière spécifique sur l'équilibre nutritionnel des organes.

Souvent quand une fatigue générale apparaît, il existe un déséquilibre des échanges cellulaires : l'utilisation d'un régulateur nutritionnel cellulaire général (RNCG) permet de retrouver un meilleur équilibre.

C'est par la rencontre avec Dominique Heine, du Laboratoire Sodabiol, que l'idée de mettre au point des nutriments pour l'autorégulation des organes, a vu le jour, mais il a fallu des années pour les élaborer.

C'est ainsi que sont nés les nutriments d'organes méridiens au nombre de trente-huit, ils visent à nourrir d'une façon spécifique des organes trop sollicités, pour en favoriser la fonction et améliorer leur communication dans l'organisme.

Tous ces compléments nutritionnels existent déjà depuis 1985, mais la réalité de leur action n'était pas encore intégrée dans une vision globale de l'individu.

Une expérience de nombreuses années

L'approche de la physiologie fonctionnelle a permis de mettre en évidence l'expression physique et psychique des organes méridiens, déjà connue grâce à la conception acupuncturale.

À partir de cette approche on s'aperçoit du travail à accomplir, car toutes les manifestations physiques ou psychiques sont toujours liées à une perturbation des cinq sens et des organes qui les animent.

Il restait à faire la relation entre tous les systèmes qui se hiérarchisent les uns les autres : ce travail a demandé des années d'observations cliniques, pour retrouver les correspondances entre des déséquilibres psychiques et des problèmes organiques latents, et enfin avoir un schéma cohérent de tous les circuits de communication dans l'organisme.

Aujourd'hui, l'expérience de nombreux médecins et nutritionnistes amène à cette compréhension globale du corps et de ses manifestations, afin de remettre en route un véritable concert symphonique, à condition que l'homme redevienne le chef d'orchestre de son corps.

Dès lors, il est possible de prévenir les influences d'un terroir, d'un environnement afin de maîtriser les événements qui sont autant d'épreuves à surmonter pour s'enrichir.

Retrouver une autorégulation fonctionnelle

La nutrition endocellulaire est une supplémentation capable de cibler les organes et de les nourrir en rétablissant de ce fait leur connexion avec le système nerveux.

Quand on redonne à l'organe tout son potentiel, grâce à des oligométaux spécifiques, il retrouve sa fonction et des relations équilibrées ; il en résulte une amélioration des performances physiques et psychiques et donc un meilleur équilibre de santé.

Dans l'organisme chaque organe doit être nourri avec les éléments nécessaires. La communication entre tous les organes se fait par un système humoral et nerveux, et selon des lignes de forces cutanéo-musculaires dont on peut mettre en évidence certains points.

Les suppléments de vitamines et de minéraux constituent un apport pondéral de métaux qui inondent tout l'organisme ; les nutriments endocellulaires, quant à eux, stimulent directement les cellules de l'organe cible grâce à l'information véhiculée par les oligométaux en traces. De ce fait les organes retrouvent leur autorégulation naturelle.

La sensibilité des organes varie au fil des saisons, certains états pathologiques peuvent donc apparaître plus particulièrement au cours de l'année. Connaissant ce phénomène, il est possible de prévenir les difficultés saisonnières, en nourrissant d'une façon préventive les organes les plus sollicités.

L'utilisation d'une nutrition endocellulaire appropriée en fonction des saisons, sera évoquée dans un autre chapitre.

Cette approche permet d'avoir une conception générale des organes qui fonctionnent en synergie avec les cinq sens. À travers ces cinq merveilleux éléments notre organisme est en relation avec le monde extérieur, on reçoit les informations que le cortex cérébral élabore pour s'enrichir chaque jour : ce sont des informations « cognitives ».

Le système immunitaire, au contraire, reconnaît les substances du corps et le protège des agents extérieurs : son action est « non cognitive ».

Ces deux systèmes, cognitif et non cognitif, sont en relation étroite, sous le contrôle permanent du cortex cérébral.

Cette action cognitive des cinq sens est liée à des organes et à leurs circuits de communication (les méridiens). Ces méridiens sont comme des lignes de forces cutanéo-musculaires qui relient les organes entre eux et leur permettent de communiquer. Lors de troubles physiques ou comportementaux, ces circuits de communication sont altérés et modifient le métabolisme des organes concernés.

La réponse sera immédiate, réflexe, non dominée par le cortex cérébral. C'est ainsi que l'on voit des réactions impulsives de personnes qui, après coup, n'arrivent pas à s'expliquer leur comportement. Leur attitude a été poussée par un système cellulaire conditionné, non maîtrisé par le cerveau.

En retrouvant une maîtrise cérébrale, il est possible à tout moment de modifier ces réflexes conditionnés, pour redonner son rôle et sa fonction au système cognitif.

Le spasmophile, en particulier, va réagir d'une façon spécifique aux stimuli extérieurs, induisant des troubles divers, dont l'hyperexcitabilité neuromusculaire est une des manifestations.

Toute perturbation est le résultat d'interconnexions neuronales qui sont activées en fonction des stimuli extérieurs : les circonstances de la vie obligent à s'adapter à une situation en fonction d'une mémoire cellulaire acquise, inscrite au niveau du système nerveux central.

Chaque sens entretient des circuits propres et d'interconnexions

Chaque sens a ses propres circuits :

– le système gustatif, avec ses quatre types de récepteur, en relation avec l'aire cérébrale gustative ;

– la cochlée, qui permet l'audition en relation avec le centre de l'équilibre ;

– l'olfaction, avec ses quatre types de récepteur en relation avec l'aire cérébrale olfactive ;

– la vision par un circuit croisé au niveau du chiasma optique, en rapport avec l'aire visuelle ;

– le toucher, par les corpuscules intradermiques de la peau permet d'apprécier la limite et correspond à une zone somatostésique sur le lobe pariétal.

Tous ces circuits sensitifs retentissent sur le système limbique qui enregistre des émotions, résultats du vécu de l'individu et de son adaptation au milieu environnant. Son système comportemental peut être guidé par son rhinencéphale, qui l'amène à réagir d'une façon instinctive, comme l'animal.

Le développement du néocérebellum donne à l'homme la possibilité de maîtriser les informations enregistrées par ses cinq sens et d'avoir ainsi conscience de la réalité, grâce à un système prospectif lié au regard qu'il porte sur les événements.

Les techniques d'anatomie fonctionnelle cérébrale tendent à démontrer, par l'imagerie, que la conscience doit être associée à des systèmes de connexions neuronales spécifiques.

Des approches différentes

Il peut y avoir différentes approches d'un même problème.

Dans une dépression, si l'on utilise des neuroleptiques, qui bloquent une réaction neuronale à la Dopamine, on obtient une amélioration physique sans pour autant comprendre les mécanismes intimes qui ont présidé à l'éclosion du trouble.

En cas d'urgence on ne cherche pas, en première intention, la cause d'une affection : l'action pharmacologique est nécessaire et indispensable, pour « éteindre le feu ».

Mais si l'on considère qu'à l'origine il y a toujours des organes en déséquilibre fonctionnel, on peut avoir une action nutritionnelle préventive pour maintenir l'équilibre du terrain organique sur lequel une maladie pourra difficilement se développer.

On utilisera une nutrition générale préventive en fonction des saisons, ou en fonction des secteurs les plus sensibles.

En ce qui concerne la spasmophilie, le recours aux thérapeutiques classiques ne donne que des résultats partiels, car il ne touche pas la cause du problème qui découle d'un déséquilibre fonctionnel des organes.

Troubles fonctionnels des organes méridiens

La spasmophilie n'est pas une maladie grave en soi, mais, dans bien des cas elle peut amener un gros handicap par ses manifestations physiques. En étudiant ces troubles on peut retrouver quels sont les circuits perturbés et les nourrir.

On peut retrouver les éléments déclenchants, par un interrogatoire précis :

« À quel moment y a-t-il eu des aggravations ? »

« Comment ont été vécues l'enfance et la puberté ? »

« La relation avec les parents était-elle harmonieuse ? »

« Les parents désiraient-ils un garçon ou une fille ? »...

Chaque mot évoqué par le patient pendant l'interrogatoire est indicatif d'un état d'esprit animé par des organes spécifiques.

Une autre question intéressante à poser au patient : « Quels sont les cinq sens ? ».

Souvent, il faudra un certain temps de latence pour obtenir une réponse sur l'élément manquant, car on en oublie souvent un... Il est quand même facile de le retrouver, il suffit de regarder un visage : la bouche, les oreilles, le nez, les yeux et la peau sont toujours là !

Les hommes d'affaires oublient souvent le goût, car l'activisme forcé les empêche d'accomplir leur tâche dans le respect de leurs capacités.

Chaque sens est régi par des organes principaux :

ESTOMAC-RATE-PANCRÉAS	GOÛT
REIN-VESSIE	OUÏE
POUMON-CÔLON	ODORAT
CŒUR-INTESTIN GRÊLE	VISION
CERVEAU-FOIE-VÉSICULE BILIAIRE	TOUCHER

Tous ces organes ne sont pas forcément affectés dans la spasmophilie, mais jouent un rôle dans l'équilibre d'un corps car chacun se conjugue avec les autres et peut retentir sur l'équilibre général de l'organisme.

Des étapes successives cognitives

Il existe une hiérarchie entre ces sens qui se mettent en place pour guider notre action de tous les jours.

Pour donner un exemple simple, imaginons que nous décidions de refaire une chambre de notre maison. Tout d'abord on va **visualiser** le **projet** : le **désir** sera l'élément moteur qui va permettre de **choisir** les revêtements muraux.

Après avoir choisi les matériaux, on passe à l'**action** et à une **réalisation** en s'**organisant** suivant son **inspiration** et sa sensibilité **masculine** ou **féminine**.

Une fois le travail terminé, un bilan en toute **lucidité** permettra de s'**assurer** que cette action a été bien **conduite** et bien construite, conforme au **plan original.**

Un autre exemple : au restaurant on *regarde* le menu, puis on *choisit* et seulement après on *déguste*. L'action *suit* toujours le projet et le désir.

Lorsqu'une action n'est pas guidée par un désir, mais par exemple par un idéal,… cherchez l'erreur !

Voilà des scenarii simples où l'on s'aperçoit que chaque étape est importante car on ne peut en inverser l'ordre sans risquer de perturber la hiérarchisation des sens et leur relation avec les organes.

C'est ainsi que l'on arrive, en sautant des étapes fondamentales, à une modification des circuits préétablis qui induira des perturbations dans l'organisme.

En s'aidant d'une nutrition adéquate, il est possible de redonner aux organes leur potentiel et leur fonction naturelle.

Des circuits préétablis

Si on suit l'évolution d'un nouveau-né, on le voit évoluer en fonction d'une succession de mouvements archétypaux qui vont l'amener progressivement à la position debout.

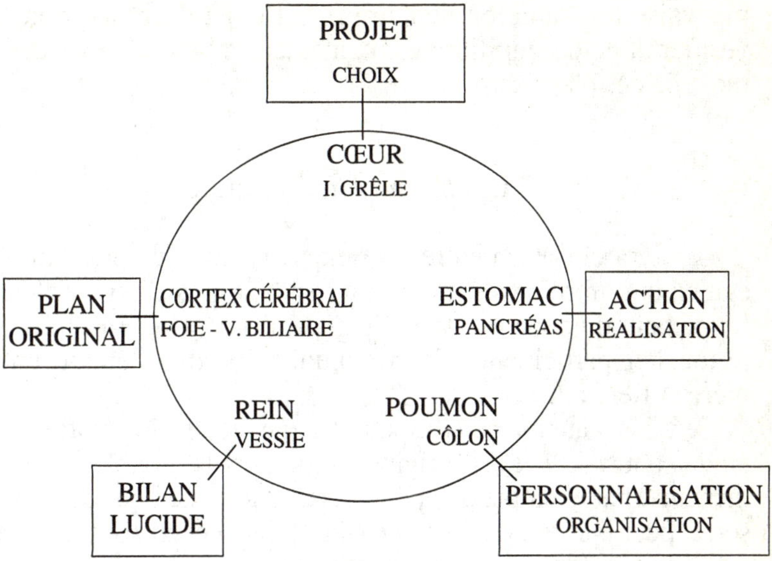

Ces mouvements archétypaux aident le système nerveux à mettre en place ses connexions neuronales, les synapses.

Ces étapes évolutives se retrouvent chez tous les bébés du monde, qu'ils soient d'Amazonie, d'Afrique, d'Europe ou d'Asie.

La recherche de Béatriz Padovan, suivant les travaux du neurologue américain Temple Fay, souligne l'importance fondamentale de ces étapes pour un développement moteur et neurologique correct.

Aujourd'hui, on s'intéresse de plus en plus à la prévention, pour aider l'enfant dès son plus jeune âge à retrouver et maintenir une posture adéquate.

Des exercices simples pourraient être faits, dès le jardin d'enfants, pour remettre en mémoire ces étapes dans leur ordre successif et permettre un développement neurologique normal.

La modification de l'attitude naturelle de l'enfant, inscrite au niveau génétique, est induite par l'environnement familial.

Chez les enfants qui ont des problèmes d'apprentissage et de dysfonctionnement neurologique, on retrouve toujours une étape évolutive manquante.

L'inverse n'est pas vrai, le fait de sauter des étapes n'induit pas obligatoirement des perturbations neurologiques évidentes.

Les enfants qui présentent des problèmes d'articulé et une

mauvaise implantation dentaire font l'objet d'observations pour vérifier si ce déséquilibre est également dû au mauvais déroulement de ces étapes.

Communication in utero

La hiérarchisation entre les cinq sens, abordée plus haut, joue également un rôle très important pendant la gestation et le développement du bébé *in utero* : le goût, l'ouïe, l'odorat, l'écoute et le toucher participent à la communication qui s'établit entre la mère et l'enfant.

Certains auteurs pensent que la qualité de la relation mère-enfant pourrait être à l'origine de nombreux troubles comportementaux. Par exemple une peur, vécue par la mère pendant la grossesse, peut interférer sur son état émotionnel et en conséquence sur celui de l'enfant, ce qui pourrait favoriser l'apparition d'une attitude autistique.

La peur peut engendrer une sidération des méridiens du rein et de la vessie qui seront en déséquilibre nutritionnel et fonctionnel, empêchant la mère de maintenir une bonne communication avec le bébé.

Même après une gestation, si elle a été difficile, il est important de nourrir les organes et les circuits de communication qui ont été perturbés, pour permettre d'améliorer le contact mère-enfant.

L'hypertension gravidique, qui peut quelquefois amener à une éclampsie, serait également liée à une fragilité du couple rein-vessie.

À la naissance

Le nourrisson a un système nerveux central immature qu'il va développer progressivement en fonction de sollicitations extérieures. Petit à petit, il va modifier son attitude par des mouvements archétypaux qui vont permettre des interconnexions neuronales : c'est pourquoi ces étapes archétypales sont importantes à respecter.

Le passage de la position quatre pattes à la position debout, doit se faire progressivement à travers le contact du genou au sol, pendant le temps nécessaire à une maturation suffisante du système nerveux central. Lorsque tous les circuits seront bien établis, le passage à la position verticale se fera naturellement car les étapes auront permis un développement neurologique ininterrompu.

Les parents sont toujours pressés de voir évoluer leur bébé et ont tendance à vouloir lui faire sauter des étapes essentielles, ce qui va perturber le développement et l'affirmation de sa personnalité (masculine ou féminine) en l'éloignant ainsi de sa programmation génétique.

Hérédité parentale et individualité

Le patrimoine génétique permet de construire un corps en fonction de l'héritage que l'on reçoit des parents : à l'origine il y a toujours un ovule et un spermatozoïde.

Pour exprimer son individualité il est nécessaire de « dépasser » les informations et les systèmes comportementaux inscrits dans la mémoire cellulaire héritée, pour les imprégner de sa personnalité.

L'individualité est manifestée par une empreinte digitale différente et unique, chez tous les individus, même chez les jumeaux homozygotes.

Un développement correct de l'individu demande l'« adoption » de cette origine et de son corps, au niveau cellulaire le plus profond et pas seulement sur un plan intellectuel.

Les fonctions d'organes et les saisons

Chaque saison stimule un couple d'organe méridien particulier, si bien qu'il est possible d'avoir une action préventive en nourrissant d'une façon spécifique tous les organes au cours de l'année.

Cette action nutritionnelle systématique n'est pas consécutive à des manifestations physiques, mais on peut la considérer comme une action de réconfort du terrain de chaque organe, pour maintenir un milieu équilibré sur lequel la maladie pourra plus difficilement s'installer.

En revanche, on assiste parfois à des troubles saisonniers qui s'aggravent un peu plus chaque année : dans ces cas particuliers l'action nutritionnelle sera souhaitable parallèlement à l'action thérapeutique, pour en améliorer l'efficacité.

De même dans les troubles chroniques que l'on retrouve régulièrement, la nutrition du terrain, est toujours conseillée pour redonner les éléments nutritionnels nécessaires à son équilibre.

En ce qui concerne la spasmophilie, elle est particulièrement aggravée au moment de l'automne.

EN FONCTION DES SAISONS	
ÉTÉ *Cœur-Intestin grêle*	R.N.C.G. * Nutriments du cœur et de l'intestin grêle
FIN DE L'ÉTÉ *Estomac-Rate-Pancréas*	R.N.C.G. * Nutriments de l'estomac et du pancréas
AUTOMNE *Poumon-Côlon*	R.N.C.G. * Nutriments du poumon et du côlon
HIVER *Rein-Vessie*	R.N.C.G. * Nutriments du rein et de la vessie
PRINTEMPS *Cortex cérébral* *Foie-Vésicule biliaire*	R.N.C.G. * Nutriments du cortex cérébral du foie et de la vésicule biliaire

* Régulateur nutritionnel cellulaire général.

Conception classique des différents appareils

Dans la conception occidentale on étudie les différents appareils de l'organisme : appareil respiratoire, circulatoire, digestif, sans voir leur relation avec les cinq sens, sans les relier à une unité, ni les voir comme un ensemble en continue synergie.

L'étude de la physiologie fonctionnelle n'enlève rien à l'approche analytique classique, bien au contraire, elle permet de l'enrichir d'une vision globale de toutes les fonctions en relation avec les cinq sens.

Le cœur pour avoir un bon fonctionnement doit s'insérer et communiquer d'une manière harmonieuse avec : l'intestin grêle, l'estomac, le pancréas, le poumon, le côlon, le rein, la vessie, le foie et la vésicule biliaire.

Chaque appareil va ainsi retrouver sa place et son rôle, en relation avec le système cognitif de chaque individu.

L'apparition d'une maladie révèle une déviation des courants de santé.

Dans la spasmophilie, il n'y a apparemment pas de manifestation physique d'un organe, c'est pourquoi elle déroute bien des praticiens dans la recherche des moyens pour rétablir ses troubles.

Aujourd'hui, par une nutrition spécifique, on peut permettre aux organes d'accomplir leur fonction naturelle, sans aucun effet secondaire.

L'originalité de la nutrition endocellulaire est d'aborder d'une manière différente l'homme et la femme, afin qu'ils retrouvent leur sensibilité propre.

Cette expression masculine ou féminine a une importance fondamentale, pourtant dans la spasmophilie elle est souvent négligée.

QUATRE COUPLES D'ORGANES MÉRIDIENS CINQ SENS POUR CONNAÎTRE ET SE CONSTRUIRE

Localisation des trajets des couples d'organes méridiens

Comme on l'a déjà dit, il y a quatre couples d'organes méridiens : deux d'entre eux sont localisés au niveau des membres supérieurs, cœur-intestin grêle et poumon-côlon, et les deux autres sont principalement localisés au niveau des membres inférieurs, estomac-pancréas et rein-vessie.

LES CIRCUITS DANS L'ORGANISME
CORTEX CÉRÉBRAL
(Maître du cœur-Triple Réchauffeur)

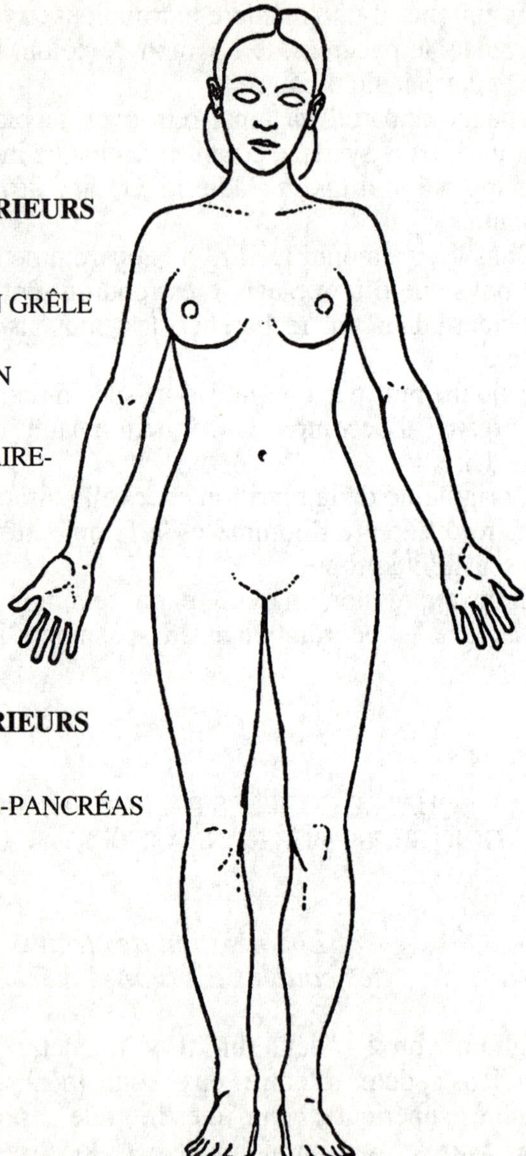

MEMBRES SUPÉRIEURS

- CŒUR-INTESTIN GRÊLE
- POUMON-CÔLON
- VÉSICULE BILIAIRE-FOIE

MEMBRES INFÉRIEURS

- ESTOMAC-RATE-PANCRÉAS
- REIN-VESSIE

CONCEPTION-GOUVERNEUR

Deux méridiens relient le pôle supérieur et inférieur :
le Conception et le Gouverneur

Cœur-Intestin grêle

Le cœur est un organe d'échange qui pulse le sang dans l'organisme imprimant un rythme. L'intestin grêle joue un rôle dans la digestion et permet la réabsorption des éléments nécessaires à la construction des tissus.

Ils sont support d'un même système comportemental et expriment le désir qui guide les choix. Toute absence de désir, qui empêche d'exprimer un choix, induit un tempérament hyperémotif et peut entraîner des troubles du métabolisme des graisses qui amènent parfois à l'obésité. Ces deux organes jouent un rôle important sur le métabolisme lipidique.

Ils sont en rapport avec le sens de la vision, plus sollicité au moment de l'été.

Estomac-Rate-Pancréas

L'estomac a une première action sur la nourriture qui sera ensuite transformée par le pancréas : ce couple concerne donc l'action et la transformation qui s'effectue en permanence dans l'organisme.

Ces deux organes sont support d'un même système comportemental et expriment le goût à la vie, à l'action, au travail, à la réalisation. Ils sont en rapport avec le sens du goût, plus sollicité à la fin de l'été.

Poumon-Côlon

Le poumon permet l'oxygénation et une dilatation générale de chaque cellule ; il joue un rôle sur l'équilibre du système immunitaire lymphatique. Le côlon permet l'élimination des selles, dont la consistance est le reflet de l'imprégnation hormonale : chaque secteur du côlon a un tropisme avec des hormones spécifiques.

Sur le plan psychique, ce couple exprime la sensibilité masculine ou féminine de chacun, qui amène à la confiance en soi et à une bonne organisation.

C'est le couple le plus perturbé dans la spasmophilie. Il est en rapport avec le sens de l'olfaction, plus sollicité à l'automne.

Rein-Vessie

Le couple rein-vessie régit le tonus musculaire et le sens de l'équilibre, le métabolisme de l'eau ainsi que la mémoire génétique liée à l'hérédité parentale.

Le rein assure la filtration du sang, triant les molécules utiles au métabolisme de l'organisme et élimine les déchets par l'intermédiaire de la vessie.

Sur un plan psychique ce couple exprime l'assurance et la lucidité. Il est en rapport avec le sens de l'ouïe, plus sollicité en hiver.

Ces quatre couples d'organes-méridiens contribuent à l'expression harmonieuse de tout l'organisme, avec comme référence deux pôles principaux : le pôle métabolique, le foie et la vésicule biliaire, et le pôle de conduction nerveuse, le cortex cérébral.

La communication de ce pôle sensitif-moteur est confiée à un couple de méridiens : Maître du Cœur – Triple Réchauffeur.

Orientation dans l'espace

Deux méridiens, le Gouverneur et le Conception, assurent la représentation spatiale que l'on peut avoir de son corps, un élément fondamental.

Le vaisseau Gouverneur est un circuit de communication médian qui relie le haut et le bas du corps cheminant le long de la colonne vertébrale ; le vaisseau Conception passe sur la ligne médiane du corps, à l'avant.

Ils se rejoignent au niveau du périnée et au niveau des incisives supérieures (le Gouverneur) et inférieures (le Conception).

Ces deux méridiens fondamentaux aident l'individu à garder ses repères dans l'espace.

La représentation du corps dans l'espace se définit par le haut, le bas, la droite, la gauche, le devant, l'arrière, mais dans certains cas on peut avoir des troubles de cette représentation au niveau cortical.

Les forces antigravitationnelles, ou forces de croissance, peuvent ainsi être déviées de leur verticalité comme on le constate lors des déformations de la structure osseuse.

Sur un plan psychique, chaque fois que quelqu'un se trouve confus, apathique, déprimé, ou avec des problèmes de latéralisation, voire chez les enfants hyperactifs, on peut nourrir ces deux éléments afin d'obtenir un mieux-être général.

Il s'agit le plus souvent de personnes qui ont été « déstabilisées » par un événement et qui ne savent plus bien où elles sont, elles ont « perdu la boussole ».

En nourrissant le cortex cérébral, le foie, ainsi que les méridiens Gouverneur et Conception, on obtient une amélioration dans plus de 80 % des cas, même sans avoir trouvé la cause profonde du trouble. C'est une rééducation qui va mettre en mémoire de nouveaux réflexes comportementaux.

Une tête bien faite

L'homme peut avoir une maîtrise complète de ses pulsions par une intelligence prospective. Cependant dans certains cas elles deviennent si fortes qu'elles empêchent le bon déroulement de la pensée. Cela est extrêmement important, car les habitudes ont engendré une mémoire adaptative qui induit un comportement réflexe, face à une situation, et fait souvent négliger les perceptions sensorielles. Or celles-ci sont fondamentales, elles correspondent au système cognitif de l'expression humaine, qui ne peut se manifester qu'en fonction de sa personnalité et de sa sensibilité d'homme ou de femme.

Influence des événements extérieurs

Dans certains cas, des événements particuliers peuvent retentir sur l'équilibre du système nerveux central : un traumatisme peut affaiblir l'équilibre général par une sidération de l'hypothalamus, du thalamus, du cervelet et du cortex cérébral, comme c'est le cas après une anesthésie générale. En nourrissant d'une façon spécifique ces systèmes, avant ou après l'intervention, on récupère rapidement un meilleur équilibre.

Des problèmes périphériques peuvent se manifester au niveau du système nerveux central car les différents secteurs cérébraux sont eux aussi en rapport avec les cinq sens et les organes qui leur correspondent.

Cette interrelation du comportement psychique de l'individu sur l'organisme est la base des recherches sur la psycho-neuro-endocrino-immunologie.

Dans cette approche, il n'existe plus de séparation entre le psychique et l'organique, mais au contraire une relation étroite est aujourd'hui démontrée, aussi bien au niveau du comportement animal que du comportement humain.

Un des aspects psycho-émotionnel se manifeste pendant l'acte de s'alimenter.

Des réflexes acquis sont modulés par un apprentissage, une éducation et le milieu dans lequel on a vécu. Ces attitudes vont induire des perturbations organiques qui elles-mêmes peuvent induire une modification du goût.

L'influence de l'environnement retentit sur le système comportemental. De nos jours, on sait qu'une même molécule, suivant sa forme, peut avoir des propriétés différentes. On pourrait se demander si « La modification comportementale intervient sur la forme ou sur la structure. »

Une chose est certaine, c'est que le milieu, en fonction de son équilibre d'oxydoréduction, va intervenir sur l'équilibre général. Celui-ci peut se vérifier par des mesures au niveau du pH et du rH_2 définissant ainsi quatre terrains fondamentaux : acide oxydé, acide réduit, alcalin oxydé, alcalin réduit. Le milieu extracellulaire est lié à la qualité intrinsèque de l'alimentation absorbée, et de l'eau utilisée. Une eau avec un niveau élevé de résistivité a un pouvoir solvant important et permet donc une meilleure élimination toxinique.

17

SPASMOPHILIE ET IMMUNITÉ

La spasmophilie se caractérise, comme nous l'avons définie plus haut, par une hyperexcitabilité neuromusculaire souvent associée à un déséquilibre comportemental. Le mode réactionnel de la spasmophilie est en rapport avec un déséquilibre électrique de la membrane cellulaire, lié au métabolisme calcique qui n'est que la réponse organique à un stress constant. De nombreuses études, faites à la fois chez l'animal et chez l'humain, ont pu montrer la relation de cause à effet entre stress, déficit immunitaire et manifestation neuro-endocrinienne.

Pourquoi donc ne pas s'intéresser à cette approche et l'étudier dans un contexte plus général qu'est la psycho-neuro-immunologie ?

La psycho-neuro-immunologie

La psycho-neuro-immunologie, grâce aux recherches faites dans différents pays, a montré la relation entre psychisme et fonction neuro-endocrinienne. Ces conceptions nouvelles bouleversent bien des idées qui considèrent la maladie comme étant psychique ou organique. Ce type de conception se trouve aujourd'hui dépassé par les découvertes de la relation entre le psychisme et les réactions immunitaires. Une attitude inverse considérant que tout est psychique, ne serait pas plus réaliste : ce serait nier les facteurs génétiques, en prenant uniquement en compte les attitudes comportementales. Admettons que l'un retentit sur l'autre et qu'un bon équilibre psychique peut soutenir la médication des patients, pour qu'ils retrouvent la santé et une meilleure qualité de vie.

Quelques notions sur la réaction immunitaire

On a longtemps considéré que le système immunitaire n'avait qu'un rôle de protection de l'organisme contre les agents extérieurs. Le système immunitaire réagit à des substances que l'on appelle antigènes, parce qu'il reconnaît les éléments qui font partie de son « soi », et donc également ceux qui sont étrangers et indésirables.

Le système immunitaire coordonne un ensemble de cellules et leurs différentes activités cellulaires et humorales qui vont réagir face à un antigène. On distingue ainsi les globules blancs polynucléaires, les lymphocytes et les monocytes macrophages.

Les défenses cutanées et les muqueuses sont une première barrière naturelle de protection : le nez réagit par des éternuements provoqués par des stimuli extérieurs, lorsque des éléments ne sont pas reconnus. Dans certains cas, ces éternuements peuvent prendre l'allure d'une véritable allergie, qui se déclenche par le système immunitaire et s'objective par une modification des immunoglobulines (IgE) du sang.

Les cellules immunitaires

Les premiers éléments de défense immunitaire sont les macrophages et les polynucléaires, en particulier les neutrophiles. Ils ont une action phagocytaire : ils croquent et digèrent tous les allergènes, qu'ils soient microbiens ou antigéniques. Ils permettent ainsi à une autre équipe de cellules d'intervenir : ce sont les lymphocytes qui, grâce à l'identification des antigènes, vont réagir avec les cellules *Natural Killer* (NK) qui ont une activité cytotoxique.

Deux autres types de cellule vont réagir d'une façon plus spécifiques : ce sont les lymphocytes B (issus de l'os) et les lymphocytes T (thymus). Les lymphocytes B produisent les anticorps que l'on appelle immunoglobuline A, D, E, G, M, ayant une capacité spécifique sur les antigènes.

Les lymphocytes B peuvent produire en une heure plus de dix millions de molécules d'anticorps. Les IgG (anticorps G) sont les plus importants et augmentent dans les processus infectieux. Les IgA (anticorps A) ne sont pas abondantes dans le sang mais se retrouvent dans les sécrétions des larmes, par exemple. Les IgM ont une action d'agglutination des bactéries, tandis que les IgE sont caractéristiques des allergies et des problèmes parasitaires.

Chaque immunoglobuline a donc une action spécifique en fonction de la stratégie mise en route :

– les lymphocytes T assurent l'immunité dite cellulaire ou tissulaire en produisant des cytokines,

– les lymphocytes T CD4, induisent une réaction immunologique,

– les CD8 ont des fonctions cytotoxiques.

La sécrétion des cytokines permet la régulation de tout le système immunitaire.

Les cytokines

Les cytokines sont des substances solubles qui permettent la communication entre toutes les cellules : on les appelle interleukines, messagers humoraux qui circulent entre les leucocytes.

Une sensation de malaise peut être liée à la sécrétion de certaines substances, ainsi par exemple, les lymphocytes T peuvent avertir les lymphocytes B de la présence d'un élément extérieur par l'intermédiaire de l'interleukine 2.

Cette même substance permet aux macrophages de faire appel aux cellules NK, *natural killer*, pour leur demander d'intervenir dans l'action.

Cytokines et système nerveux

Le fait remarquable est que les cytokines peuvent servir de messager vers le système nerveux central pour l'informer de ce qui se passe en périphérie. Toutes ces réactions se font d'une façon non cognitive, c'est-à-dire sans participation consciente de l'individu. Le système nerveux réagit de façon réflexe aux messages des cytokines en provoquant une réaction générale qui peut être aiguë et déclencher une fièvre ou d'autres changements physiologiques.

Lorsqu'on se sent mal, des réactions physiologiques sont mises en jeu avec des changements métaboliques au niveau du foie, des altérations du métabolisme du fer, du zinc, du cuivre, des productions leucocytaires.

Il va y avoir une perte de l'appétit, une diminution des activités motrices et de la communication verbale, une sensibilité exacerbée à la douleur, des modifications de l'humeur, du comportement et enfin une altération de la vigilance cognitive.

Action des cytokines sur le comportement

Les cytokines ont une action sur le comportement. Par exemple les interleukines 1 et 6 ont un effet sur la somnolence. L'interleukine 1 la TNF alpha et l'IFA alpha réduisent l'appétit. L'interleukine 1 diminue l'activité motrice et entraîne une diminution de l'activité sexuelle. Les cytokines pro-inflammatoires peuvent s'activer et être une réponse biologique au stress. On connaît actuellement treize cytokines.

Le système immunitaire a longtemps été considéré comme un système autonome, mais aujourd'hui, on le reconnaît comme un système qui agit en synergie avec tout l'organisme. Un déséquilibre immunitaire peut être la base d'une manifestation spasmophilique.

Sécrétions hormonales, cérébrales ou lymphocytaires

Il est intéressant de noter que la même substance, suivant le type de cellule qui la produit, peut avoir des actions différentes.

Pour J.E. Blalock les neurohormones lymphocytaires ont un rôle central dans la communication des grands systèmes. Les recherches ont montré que les hormones produites par les lymphocytes ont des effets endocriniens similaires à celles produites par les glandes endocrines.

On a mis en évidence une analogie entre certaines cellules cérébrales qui réagissent comme des lymphocytes et produisent des cytokines. On a démontré également que certaines cellules lymphocytaires produisent de la TSH. La Thyreo Stimuline Hormone, produite par l'hypophyse, a un tropisme sur la thyroïde, alors que la TSH produite par les lymphocytes sert à augmenter la production des anticorps des lymphocytes B.

La production de l'hormone ACTH hypophysaire entraîne une sécrétion de cortisol par la glande surrénale ; en revanche l'hormone ACTH, sécrétée par les lymphocytes, sert à bloquer les anticorps.

Relation avec le système neuro-endocrinien

De nos jours, les sécrétions endocriniennes du système nerveux central sont bien admises. Il a fallu pourtant beaucoup de patience à Roger Guillemin, prix Nobel de médecine en 1977, pour le démontrer.

Une lésion de l'hypothalamus entraîne un effondrement du taux des lymphocytes dans le sang et une involution du thymus, car l'hypothalamus a également une action sur le système immunitaire.

Il a été démontré aussi que le néocerebellum intervient dans l'immunité. Chez la souris, des lésions du néocortex gauche entraînent en effet une baisse de l'immunité par l'intervention des « médiateurs cellulaires » (lymphocytes T) et non par les « médiateurs humoraux » (lymphocytes B). Quant aux catécholamines (médullo-surrénale) injectées chez l'animal, elles provoquent une chute de l'immunité.

Le système immunitaire communique en permanence avec le système nerveux central, comme le met en évidence le microscope électronique montrant la continuité du contact neurologique avec certaines cellules lymphocytaires.

Psychisme et immunité : étude chez l'animal

De nombreuses études chez l'animal ont montré la relation entre le psychisme et le système immunitaire.

Ces études ont été faites sur le rat, en particulier par le médecin canadien Hans Sely, qui a mis en évidence, en 1936, l'induction du stress sur l'ulcère du tube digestif.

Depuis, de nombreuses recherches ont étudié l'action des différents « éléments stresseurs » qui déterminent l'apparition d'un ulcère.

Cette manifestation que l'on appelle aussi « ulcère de contrainte », comme Serge Bonfils l'a démontré en 1956, est conditionnée par une réduction de la possibilité de déplacement du sujet.

Cela confirme la théorie proposée dans la recherche en nutrition endocellulaire qui considère qu'une action déséquilibrée (par excès ou par défaut) peut retentir à long terme sur l'estomac, car la manifestation organique n'est déclenchée que lorsque le terrain arrive à saturation. Un stress, même anodin, peut en être le facteur déclenchant.

La réponse au stress chez l'animal s'accompagne de réponses neuro-endocriniennes complexes. Les expériences sur le réflexe conditionné du chien, faites par Pavlov en 1928, ont été par la suite développées par de nombreux chercheurs. (Chez le rat stimulé par les décharges d'un tapis électrique, on remarque que le phénomène de stress diminue tant que l'animal a une possibilité de mouvement. Quand on fait précéder la stimulation électrique par un signal lumineux ou sonore, cela lui permet d'avoir des périodes de détente. Si, de plus on lui ajoute un levier pour couper le courant qui suit la stimulation lumineuse, il aura un moyen de s'échapper qu'il va acquérir comme un réflexe comportemental.)

Dans toutes ces expériences on observe des modifications immunitaires qui se retrouvent également lors de stimulations psychologiques. Des excitations cérébrales par des électrodes ont confirmé des variations du taux d'anticorps circulants.

Étude chez l'homme

On s'est demandé si ces phénomènes observés chez l'animal pouvaient se reproduire chez l'homme. Effectivement, dans tous les cas de stress on retrouve une baisse de l'immunité que l'on peut mesurer par différents dosages, en comptant les populations du système immunitaire : lymphocytes T4, T8, les cellules NK, les immunoglobulines spécifiques et les cytokines. D'autres mesures permettent d'apprécier la capacité de réaction des lymphocytes à différentes substances, leur possibilité de division, de production de cytokines et leur activité cytotoxique.

On a pu constater « d'une façon globale » que la réponse immédiate à un stress, par le système nerveux autonome, est proportionnelle à celle du système immunitaire.

La qualité de ces mesures démontre la validité de la recherche en psycho-neuro-immunologie.

Les différents « éléments stresseurs » n'ont pas toujours la même origine : ils sont en rapport avec différents stimuli tels que le deuil, le trac au moment des examens, le divorce...

Par exemple, Salomon et Ader ont comparé l'immunité d'un groupe de personnes ayant subi un deuil récent avec celle d'un groupe témoin ; ils ont remarqué une baisse de l'immunité et une augmentation du risque de décès dans le premier groupe.

Chez les étudiants, le Dr Nicolas Hall de Stafford a pu également démontrer que le stress, en périodes d'examens, entraîne une baisse de l'immunité.

Beaucoup de maladies virales comme l'herpès peuvent être latentes et apparaître à l'occasion d'une exposition au soleil ou à la suite d'un stress.

Aux États-Unis, avant une intervention chirurgicale, on propose au patient une préparation psychologique qui diminue le processus de stress et de somatisation.

Avec cette préparation, une nutrition spécifique des organes concernés permet aussi une meilleure récupération.

D'autres facteurs aggravent le processus du stress : une mauvaise alimentation, l'alcool, la cigarette et la diminution d'activité physique.

Ray H. Rosenman a expliqué le lien qui existe entre le stress et la cardiopathie, déclenchée par un excès de noradrénaline : celle-ci inhibe le métabolisme du cholestérol car elle réduit les récepteurs du foie qui capturent et transportent le cholestérol LDL.

Stress et adaptation

Il est très difficile de quantifier le stress, bien que tout le monde le connaisse.

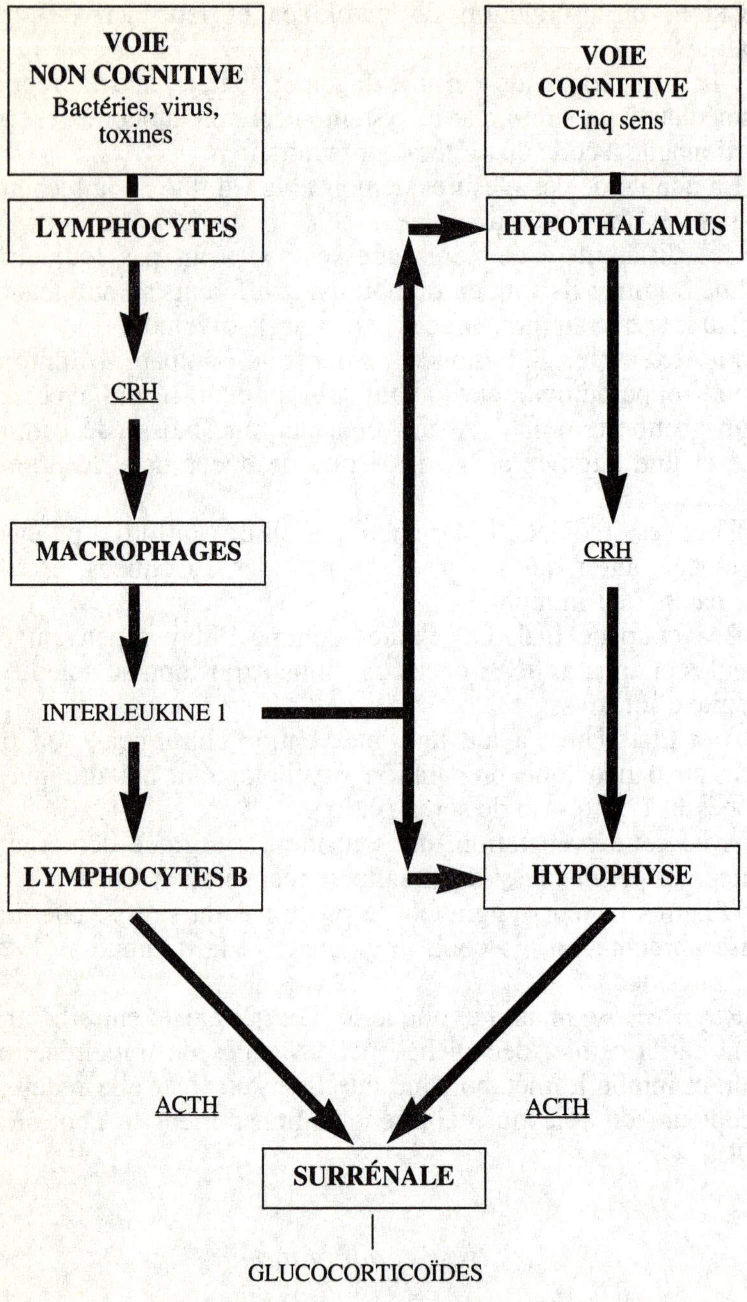

Interconnexion des voies lymphatiques et cérébrales
dans la réaction à l'environnement.

Il s'installe lorsque l'individu sent son équilibre menacé, ses ressources insuffisantes et qu'il ne parvient plus à s'adapter.

Des événements extérieurs ou un désarroi intérieur peuvent le déclencher en fonction de la sensibilité des cinq sens de l'individu.

Dans la spasmophilie, le sens qui est le plus concerné est celui de l'odorat, en rapport avec le couple poumon-côlon qui intervient dans l'équilibre du système immunitaire.

Chaque fois qu'une nouvelle situation survient, il y a intervention du cortex cérébral qui permet de faire face en fonction de son équilibre neuro-endocrinien.

Stress et terrain

Un débat animé par le Pr Michel Massol en avril 1997 sur la santé, fait état de trente nouvelles maladies infectieuses apparues depuis 1973 ; d'autres maladies que l'on croyait jugulées font leur réapparition.

On commence à s'interroger sur les causes de l'augmentation des décès par maladies infectieuses ces dix dernières années.

L'INSERM indique que de 1980 à 1990 la bronchopneumonie est passée en France de 4 800 à 12 600 cas, et que les pathologies infectieuses sont passées de 12 800 à 24 500 cas. Cet état de fait demande une réflexion pour chercher les causes d'un tel changement : les facteurs humains favoriseraient-ils l'émergence de maladies infectieuses comme le déclarait le professeur Stephen Morse lors d'une intervention à l'Institut Pasteur ? L'OMS, qui s'intéresse à cette constatation, semble identifier différents facteurs comme déterminants : émigration, urbanisation, modifications des coutumes, perturbations écologiques…

Il serait temps de penser à la notion de terrain et de voir dans l'apparition d'un agent pathogène une modification du terrain des organes.

De nombreux chercheurs commencent à s'y intéresser : cette approche peut ouvrir de nouvelles frontières qui permettront de définir les milieux spécifiques sur lesquels peuvent se développer les maladies. Cela amène une question : « Le virus et le microbe se développent-ils sur des terrains différents ou identiques ? »

Cette approche est complémentaire à l'action des anti-infectieux : la stimulation du terrain permet une meilleure réponse immunitaire et maintient un milieu sur lequel l'agent infectieux ne peut plus se développer. Ne serait-il pas plus judicieux de nourrir le terrain immunitaire de manière préventive et de réserver les traitements pharmacologiques et antibiotiques aux situations aiguës ?

On en revient encore à l'adage de Pasteur « le microbe n'est rien, mais le terrain est tout ». Sans aller jusqu'à cette affirmation extrême, aujourd'hui, on commence à constater, grâce à de nombreuses observations, que le terrain joue un rôle fondamental.

On peut donner l'exemple de Steeve, un jeune patient de quinze ans : il souffre d'une mucoviscidose et autrefois avait recours en permanence aux antibiotiques avec des germes de plus en plus résistants. Grâce à une nutrition appropriée, depuis plusieurs années, il n'a, pour l'instant, plus eu recours à aucun traitement antibiotique, car cette nutrition, ciblée sur les secteurs perturbés par cette maladie, fait face à l'information génétique en fortifiant le terrain.

Un autre exemple pour comprendre l'importance du terrain est fourni par cette expérience : en recherchant le streptocoque responsable de l'angine chez l'homme, il a été mis en évidence que seulement 48 % des personnes porteuses de ce germe manifestaient une angine. Une enquête épidémiologique effectuée sur ces 48 % a révélé un trouble du comportement précédant l'apparition de cette maladie.

À la lumière de la physiologie fonctionnelle il apparaît que souvent, lors d'une angine, il y a une modification du sens du goût, dans tous ses aspects : goût de l'action, goût du travail, goût à la vie, changement de nourriture, d'insertion et de lieu…

« Un microbe n'explique pas une épidémie »…, comme l'écrit Norbet Gualde, mais de nombreux facteurs entrent en jeu pour favoriser son éclosion.

La découverte de « l'*helicobacter pylori* » est importante, elle a permis d'utiliser un antibiotique pour soigner les ulcères ; on a pu dénombrer également des porteurs sains de ce germe, ce qui met encore en évidence l'importance des circonstances qui déclenchent cette pathologie.

De même un grand nombre de porteurs de virus herpétique ne manifestent pas l'infection sans des circonstances déclenchantes.

Une étude faite par l'équipe de M.A. Beck (Chapel Hill, États-Unis) sur l'animal porteur de « coxsackie » a montré que ce virus devient pathogène en cas de carences nutritionnelles et en particulier de baisse du sélénium.

Interaction entre l'équilibre nutritionnel et immunitaire

Toutes les réactions dans l'organisme découlent les unes des autres. Les neuromédiateurs, les cytokines, sont synthétisés à partir du métabolisme des lipides, des glucides et des protides en fonction des phénomènes d'oxydoréduction.

La nutrition joue donc un rôle fondamental car une carence d'apport peut engendrer des dysfonctionnements métaboliques. Dans d'autres cas, un déficit d'absorption indique un déséquilibre fonctionnel des organes.

Dans les états infectieux, il y a souvent une altération de la fonction digestive qui entraîne une modification de l'assimilation des aliments, avec toutes ses conséquences. La plus importante est l'oxydation et la production de radicaux libres qui vont retentir sur la prolifération lymphocytaire, et les cellules NK seront également touchées.

Dans des infections comme le SIDA, les vitamines, les minéraux et les antioxydants sont en carence, bien avant le stade symptomatique. Cet état nécessite un apport nutritionnel complémentaire.

Ces mêmes carences se retrouvent chez des personnes stressées ou chez les personnes âgées. Les synergies et les antagonismes en matière d'absorption digestive et de biodisponibilité sont des domaines qui restent pour la plupart peu étudiés.

Pour surmonter ces déficits, la supplémentation nécessaire se révèle parfois inefficace, d'où l'intérêt de supplémenter directement les organes qui président à la réabsorption.

Hormones et maladies auto-immunes

Comme le dit le Pr Michel Massol : « les hormones “parlent” aux lymphocytes et les lymphocytes parlent aux glandes ».

Aujourd'hui, on remarque que les troubles thyroïdiens

augmentent régulièrement et on évoque une cause génétique non prouvée ou un facteur héréditaire. L'observation de ces troubles, à la lumière de la physiologie fonctionnelle des organes – méridiens, a permis de mettre en évidence un décalage de « l'espace-temps » de l'individu, qui se déclenche souvent à l'occasion d'un déménagement, d'un voyage ou d'un déplacement de son activité habituelle.

Les désordres thyroïdiens qu'il soient en « hypo » ou en « hyper » sont toujours en rapport avec une mauvaise insertion de l'individu dans son milieu.

Dans la spasmophilie, ces paramètres peuvent induire une aggravation d'un état latent : il est important de déceler ce déséquilibre à un stade fonctionnel et de nourrir les éléments carencés.

Le système limbique : mémoire des émotions

Les « stresseurs », comme les nomment certains auteurs, sont des événements de la vie qui entraînent des changements de situation. Chaque situation est vécue différemment d'un individu à un autre car l'événement ne met pas en jeu les mêmes circuits cellulaires, en rapport avec les cinq sens.

On parle d'expression cognitive où les cinq sens interviennent, mais on ne parle jamais de stress gustatif, auditif, olfactif, visuel ou cutané.

Chaque agent stressant est considéré comme un élément pourvoyeur de stress, mais on ne le différencie pas en fonction du sens le plus exacerbé. Dans tous les cas, il y aura une même réaction générale.

Suivant la sensibilité de chacun, un sens sera plus particulièrement touché, même si la réaction finale est toujours identique : un « mal-être » caractérisé par une baisse du système immunitaire.

Dans la clinique habituelle, on n'identifie pas les différents impacts physiques que peuvent déclencher une perte d'emploi, un deuil, une séparation affective ou une perte de sa représentativité. On ne tient pas compte de la réceptivité de l'individu face à un type d'événement.

Tous les « stresseurs » sont considérés comme des stimulants, qui déclenchent un système d'adaptation, avec mise en route du système hypothalamo-hypophyso-surrénalien. Mais on ne différencie pas les voies neurologiques qui permettent cette adaptation, et surtout pas les neuromédiateurs qui leur sont propres. Dans le futur, la recherche apportera peut-être une réponse.

Réponse au stress

Les « stresseurs », qui peuvent être ponctuels ou aigus, se font sur un terrain qui évolue au cours du temps en fonction de différents événements. La réponse au stress se manifeste par une réaction émotionnelle, modulée en fonction des circuits cognitifs plus particulièrement exacerbés.

C'est ainsi que certains réagiront, comme nous l'avons vu précédemment, avec un comportement hormonal et glandulaire particulier, en rapport avec des organes spécifiques : ils pourront réagir d'une façon agressive ou au contraire apathique, ou encore avec une grande affectivité, ou une peur entraînant parfois une paralysie.

L'hyperexcitabilité, typique de la spasmophilie, se manifeste toujours sur un terrain prédisposé, parfois avec une crise de tétanie déclenchée par un événement mineur.

Un terrain saturé est le résultat d'un comportement en fonction de l'environnement, même si l'individu n'a pas conscience des systèmes qu'il a mis en jeu pour s'adapter à une situation. Il a ainsi perturbé des circuits de communication dans l'organisme qui vont induire des perturbations métaboliques et en particulier, dans la spasmophilie, des déséquilibres calciques et magnésiens.

Un terrain stressé met en jeu différents facteurs du système neuro-endocrinien dont l'axe hypothalamo-hypophysaire qui retentit directement sur la surrénale, qui déclenchera une sécrétion d'adrénaline et de cortisol.

Cette réaction a un rôle dépressif sur l'immunité car elle stimule le mouvement nécessaire pour fuir l'événement. L'ulcère de contrainte est lié à la limitation du mouvement et à l'impossibilité de fuite. On le retrouve chez les polytraumatisés qui sont contraints à l'immobilisation.

Circuits en fonction de connexions synaptiques

Les circuits des neurones s'établissent en fonction de sollicitations extérieures et un neurone peut développer jusqu'à deux mille synapses. Cette réalité anatomique laisse présager du nombre impressionnant de connexions possibles : certaines s'établissent, d'autres disparaissent, en fonction des stimulations périphériques.

C'est ainsi que le rat mis en situation de stress peut développer son intelligence et augmenter le nombre de ses synapses pour assurer sa survie.

Jusqu'à ces derniers temps, on pensait que les cellules cérébrales ne pouvaient que mourir. On avait constaté que soixante-dix mille cellules nerveuses mouraient chaque jour, ce qui laissait à l'âge de quatre-vingts ans un potentiel neuronal de seulement 70 %.

Rita Levi Montalcini a démontré qu'il y a une possibilité de régénérescence des cellules neuronales et a obtenu le prix Nobel en découvrant le facteur neurotrope (NGF) qui préside à leur croissance.

Des récepteurs différents

Une douleur est en rapport avec un dysfonctionnement organique : celle d'un genou n'a pas la même cause que celle d'une cheville.

La solution thérapeutique peut être un antalgique, qui traite l'effet sans s'occuper des courants vitaux présidant à la manifestation.

Les recherches effectuées depuis plusieurs années ont permis d'établir une cartographie de la relation des symptômes avec les circuits de communication perturbés : chaque signe apparaît alors comme un élément fondamental qui permet de mettre en évidence le sens touché.

Ces éléments seront des indices pour comprendre les dérèglements organiques en rapport avec le métabolisme des lipides, des protides, des glucides et les phénomènes d'oxydoréduction.

Dans certains états psychiques, la dopamine intervient comme neuromédiateur.

Elle serait responsable des états psychotiques et en particulier de la schizophrénie.

En revanche sa baisse serait responsable de la maladie de Parkinson.

Les bloquants de la dopamine, donnés dans la schizophrénie, risquent d'induire des manifestations du symptôme de Parkinson.

Inversement, une action de dopamine sur un parkinsonnien peut améliorer les troubles, mais dans certains cas amener un état schizophrénique.

Cette observation est intéressante, car à la lumière des recherches faites en physiologie fonctionnelle, la schizophrénie semble être l'aboutissement de désordres qui touchent les méridiens du rein et de la vessie, circuits en rapport avec l'audition.

En revanche, dans la maladie de Parkinson on retrouve souvent un déficit de l'olfaction.

L'équilibre d'un corps est le résultat de la synergie entre le physique et le psychique.

En utilisant des compléments pour nourrir des organes spécifiques, on améliore des dysfonctionnements physiques et psychiques qui ne sont que le reflet du déséquilibre nutritionnel d'une fonction.

Par cette approche, il a été possible de commencer à comprendre les interactions qui existent entre le fonctionnement des organes, l'équilibre physique, l'équilibre comportemental et le système neuro-endocrinien.

Déjà, William James avait suggéré que les émotions étaient le résultat de changements organiques, provoqués par des réactions physiologiques périphériques.

Un médecin danois, à cette même époque, s'était rallié à cette théorie en insistant sur le rôle des événements physiologiques sur les émotions.

Dans cette hypothèse la peur, par exemple, se manifeste parce que des stimuli spécifiques produisent des changements dans la physiologie corporelle. La manière dont le cœur réagit à l'amour, à la colère ou à la peur continue à être un champ d'investigation dans cette étude biologique des émotions.

Les théories « organicistes » ont été abandonnées pour poursuivre des recherches sur les processus centraux mettant en évidence des aires cérébrales particulièrement sensibles aux émotions.

Walter Cannon et Philip Bard ont été les précurseurs de toute la neuro-anatomie liée à la représentation des émotions. Mais, en 1975, Schachter a suggéré que les états viscéraux seraient interprétés en fonction des stimuli liés à l'environnement et au système cognitif. Des données récentes (Cacioppo, 1993) ont démontré le lien entre des régions spécifiques au niveau du système limbique et des cinq sens.

Comportement spasmophile

Un spasmophile sera beaucoup plus sensible à un stress car il a tendance à modifier son image en fonction de ce que l'autre attend de lui. Il se comporte selon le modèle idéal qu'il s'est fixé. Bien souvent ce type d'idéal est lié au souhait des parents, qui désiraient, par exemple, un garçon plutôt qu'une fille ou vice versa.

Cette manière de s'adapter pour être « reconnu » le rend méticuleux et obsessionnel, lui bloque son ouverture et l'amène à la contraction. Dans ce cadre, le sens de l'odorat risque d'être perturbé. Tout cela induit des modifications de circuits neuronaux qui vont donner des informations erronées au système limbique pour retentir ensuite au niveau du système nerveux central.

Heureusement, l'homme ou la femme, grâce à son néocerebellum, a la possibilité de contrôler et de maîtriser les influences extérieures pour exprimer son individualité.

Le néocerebellum domine alors le système limbique, siège des émotions, et les pulsions cellulaires liées à un déséquilibre des organes. Chacun pourra ainsi affirmer sa véritable personnalité.

L'adaptation et le conditionnement de l'enfance

Le moule parental est le milieu expérimental dans lequel le nourrisson va développer, au cours du temps, son système cognitif. À la naissance, son système nerveux central est immature, en revanche son système neuro-glandulaire est bien actif car il a servi au développement de toute l'embryogenèse. La thyroïde, nécessaire à l'élaboration du système nerveux central et au développement des synapses, apparaît très tôt chez l'embryon, dès le dix-huitième jour.

À la naissance, le nourrisson utilise surtout un système neuroendocrinien afin de s'adapter à toute situation. Au fur et à mesure que le système nerveux central de l'enfant se développe, les connexions synaptiques qui s'établissent le font réagir différemment.

Quand une nouvelle situation se présente, il peut faire appel à ses propres perceptions ; quelquefois il fait appel à une mémoire comportementale qui l'oblige alors à « composer », en négligeant ses cinq sens, pour faire face à la situation.

Si le papa rentre le soir en colère après son travail, il peut aller vers lui d'une manière spontanée et affective, ou au contraire avoir peur et aller se cacher.

Certains parents se plaignent du mode réactionnel de leur enfant, sans comprendre qu'il réagit en fonction d'informations perçues dans l'environnement et du niveau neuronal qu'il a atteint.

18

« QUELQUES CLÉS POUR APPRÉHENDER LA SPASMOPHILIE »

Une approche médicale

L'approche médicale de la spasmophilie nécessite quelquefois des thérapeutiques d'urgence ; par exemple en cas de crise de tétanie typique, l'injection intraveineuse de calcium est la solution immédiate. Par la suite on peut prescrire du calcium, du magnésium, associés parfois à la vitamine D.

L'approche thérapeutique préconisée dans la première partie du livre, calquée sur des cibles précises à atteindre, exigeait une parfaite maîtrise des pouls pour trouver les métaux de structure et les acides aminés nécessaires à rétablir les cibles mises en évidence.

Les médecins

À Nice, lors du Congrès international de nutrition endocellulaire, organisé par l'Association AMINE, les médecins présents ont fait part de leurs expériences sur la spasmophilie.

Il en ressort que la spasmophilie, qui se développe sur un terrain particulier, démarre le plus souvent dans l'enfance. Il y a très souvent un facteur déclenchant qui amène le passage d'un état latent à une maladie bien codifiée.

Certains médecins utilisent la prise des pouls pour identifier l'organe perturbé qui a tendance à imposer son « caractère » à tous les autres : il y a souvent un « organe clé » et donc un nutriment spécifique à donner, qui permet un déblocage profond d'une situation chronique.

D'autres médecins, par l'interrogatoire, en fonction des éléments stresseurs (travail, mariage, divorce, deuil, séparation…) vont retrouver le couple d'organes le plus souvent en cause et le nourrir. D'autres utiliseront, en revanche, un protocole déterminé : c'est ainsi que le Dr B. commence très souvent par un régulateur nutritionnel cellulaire général associé à la nutrition du vaisseau Conception et celle du Gouverneur, car il considère que c'est d'abord l'équilibre spatial qui doit être rétabli. Ensuite, il ajoute la nutrition du muscle (spécifique pour la spasmophilie), celle du cortex cérébral et du foie, pour stimuler les deux pôles fondamentaux de l'organisme. C'est seulement après avoir obtenu une amélioration de l'état général, qu'il recherche les organes responsables du trouble pour les nourrir.

L'apport de métaux, en dilutions homéopathiques en 4 CH, prescrits à chaque patient a permis d'obtenir des résultats intéressants, que l'on peut constater dans ces quelques cas :

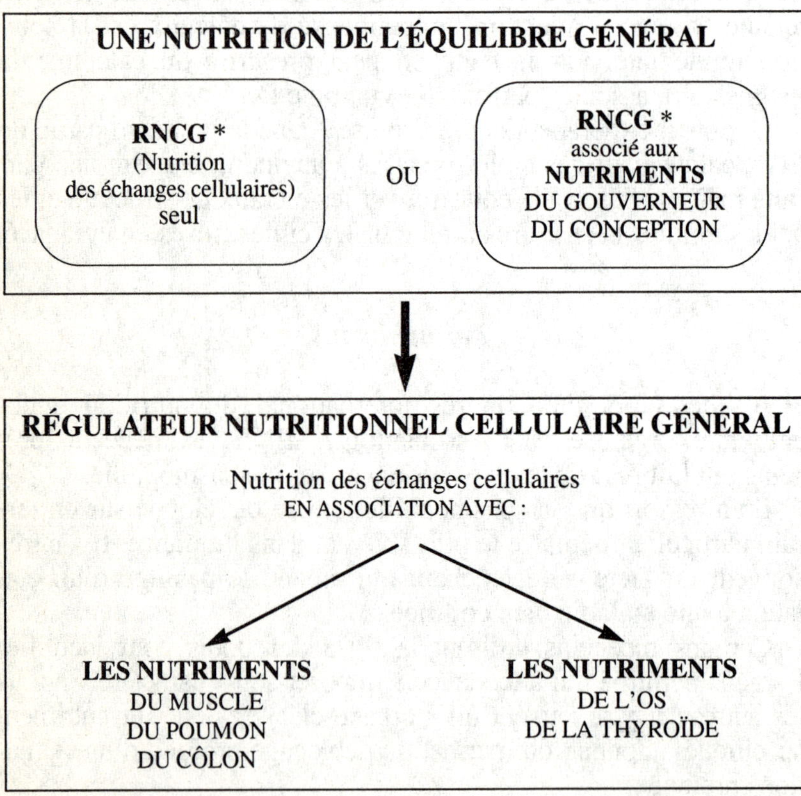

* Régulateur nutritionnel cellulaire général.

Une approche nutritionnelle

Aujourd'hui, on peut avoir une approche nutritionnelle simple, valable pour tous, en nourrissant l'organisme d'une façon générale ou en fonction des organes qui sont en déficit dans la spasmophilie.

Chaque couple d'organe méridien alimente un tempérament particulier : l'émotif sollicite surtout le cœur et l'intestin grêle, l'autoritaire l'estomac et le pancréas, le méticuleux le poumon et le côlon, le peureux le rein et la vessie.

Voilà les quatre tempéraments fondamentaux, mieux décrits dans le chapitre XVI.

Le spasmophile est surtout méticuleux et perfectionniste. Cette attitude n'est pas isolée, mais peut être la conséquence d'une peur, d'un problème affectif,...

Si l'on considère la peur comme étant l'élément déterminant, le dérèglement initial est avant tout une fragilité des méridiens du rein et de la vessie.

En pratique, par une action nutritionnelle générale, même si l'on ne cible pas les organes directement en cause, on constate une amélioration notable.

Redonner un équilibre de santé

L'important est déjà d'obtenir un mieux-être, pour rompre un processus d'aggravation.

Peu importe le secteur que l'on nourrit en premier lieu, il suffit de commencer par une régulation générale pour avoir des résultats satisfaisants, l'amélioration obtenue va se confirmer de mois en mois.

Redonner un équilibre de santé est fondamental. Nous avons vu qu'il existe une interférence entre tous les organes, ce qui entraîne une variété de symptômes liés à des causes différentes. La nutrition ne lutte pas contre un symptôme, elle nourrit simplement l'organisme : lorsqu'une personne a faim, on lui donne à manger et non pas un coupe-faim !

L'étude de la physiologie fonctionnelle des organes et des méridiens permet de sérier le problème initial pour privilégier une nutrition particulière en rapport avec le sens le plus perturbé. Le fait qu'il y ait souvent un sens qui s'impose aux autres, indique que l'on peut commencer une nutrition systématique en fonction des saisons.

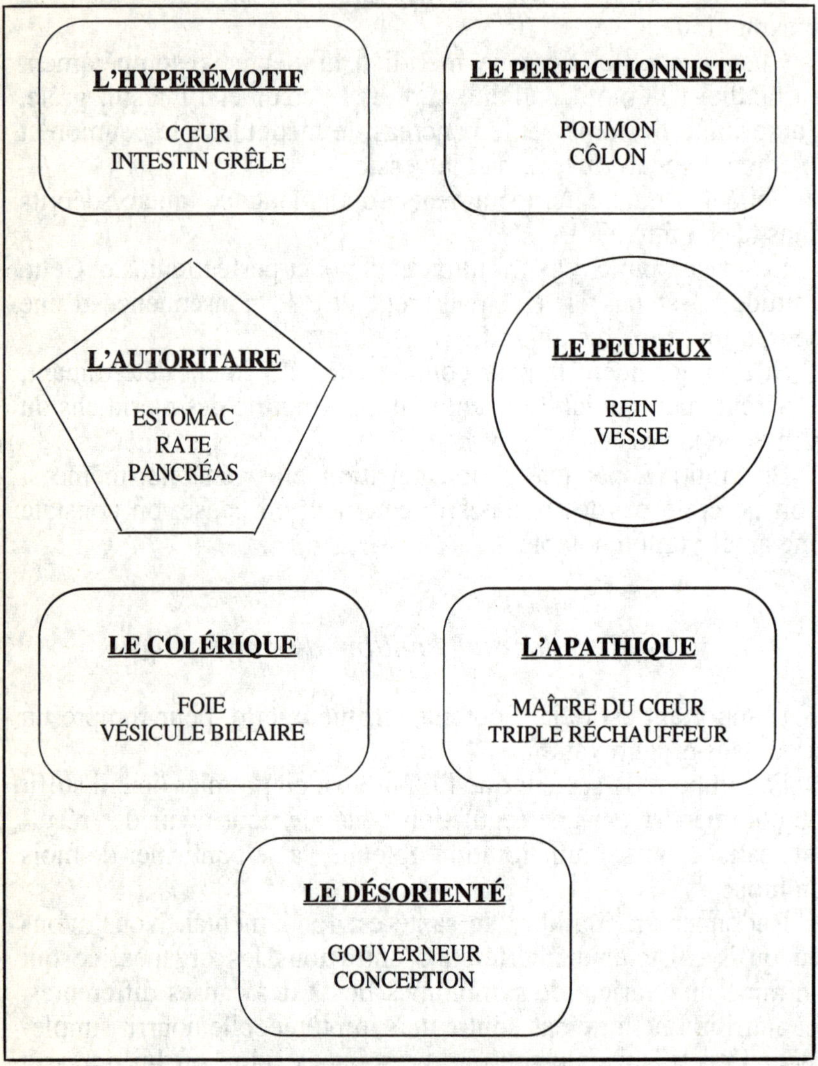

Comportements et organes

Un protocole simple

Lorsqu'il s'agit d'une spasmophilie latente on peut commencer par un protocole simple : l'utilisation d'un régulateur nutritionnel cellulaire général, comme Nutri-Yin Nutri-Yang, sera suffisant pour apporter une amélioration dans une majorité de cas.

Dans le cas d'une spasmophilie installée on peut lui associer un ou plusieurs nutriments complémentaires, de façon progressive, suivant les circonstances pour avoir de meilleurs résultats.

Le muscle

Le muscle est le récepteur des troubles provoqués par la spasmophilie, son élasticité et sa souplesse sont toujours atteintes. Il n'a pas seulement une fonction motrice sur le squelette car les fibres d'actine et de myosine qui permettent le mouvement se trouvent aussi au niveau du cytosquelette de la cellule. Une perturbation générale du muscle retentit sur tout un ensemble moteur, qu'il s'agisse de la respiration ou des échanges au niveau du liquide céphalo-rachidien.

Un bon fonctionnement du muscle nécessite la participation de tous les organes :

– le tonus musculaire est en rapport avec le couple rein-vessie,

– la force musculaire concerne le couple estomac-pancréas,

– l'élasticité musculaire est en rapport avec le couple poumon-côlon,

– la pulsion musculaire correspond au couple cœur-intestin grêle.

Certaines personnes peuvent avoir une fonction musculaire déficiente sans pour autant avoir des crampes, allant parfois jusqu'à une crise de tétanie (on parle alors d'« états compensés »). La perte d'élasticité peut se manifester par des troubles psychiques, un manque de souffle et quelquefois un état dépressif.

Dans la spasmophilie, le muscle est bloqué dans son fonctionnement par un déséquilibre nutritionnel du couple poumon-côlon, il perd ainsi son élasticité provoquant un malaise général. Celui-ci se manifeste par un manque d'ouverture et entraîne l'individu à s'enfermer dans la recherche d'une utopie qui peut devenir obsessionnelle.

première étape
NUTRITION GÉNÉRALE

RNCG
+
NUTRIMENTS
DU GOUVERNEUR
DU CONCEPTION

deuxième étape

RÉGULATEUR NUTRITIONNEL CELLULAIRE GÉNÉRAL

Nutrition des échanges cellulaires
EN ASSOCIATION
AVEC :

LES NUTRIMENTS
DU MUSCLE
DU POUMON
DU CÔLON

LES NUTRIMENTS
DE L'OS
DE LA THYROÏDE

troisième étape
ON POURRA ASSOCIER
EN FONCTION DU COMPORTEMENT

HYPERÉMOTIVITÉ	NUTRIMENTS DU CŒUR ET DE L'INTESTIN GRÊLE
MANQUE DE CONCRÉTISATION	NUTRIMENTS DE L'ESTOMAC ET DU PANCRÉAS
PERFECTIONNISME	NUTRIMENTS DU POUMON ET DU CÔLON
CRAINTE MANQUE D'ASSURANCE	NUTRIMENTS DU REIN ET DE LA VESSIE

Cette attitude l'amène à vivre en totale contraction, avec une tendance à s'éloigner de la réalité concrète de la vie.

Bien que le couple poumon-côlon soit en déficit fonctionnel, les manifestations pulmonaires ne sont pas toujours évidentes. En revanche, on rencontre plus facilement des manifestations coliques avec parfois des infections parasitaires.

Faire appel à un parasiticide comme « Fluvermal » peut être d'un grand intérêt, car les parasites perturbent l'équilibre membranaire et rendent les sujets irritables.

Cette fragilité du poumon et du côlon peut entraîner des déficits en vitamines du groupe B, secondaires à un déséquilibre de la flore intestinale.

Le nez : le rhinencéphale

Le sens animé par le couple poumon-côlon est l'olfaction. Toutes les formes vivantes ont une odeur qui les caractérise, reflet de la transformation cellulaire. L'odeur qui se dégage de chaque être vivant est le résultat de ce qu'il mange et de la manière dont il se transforme en permanence, en fonction de son individualité masculine ou féminine.

L'odeur et le ressenti

Le spasmophile cherche souvent un « modèle » à imiter, en négligeant son individualité, il s'éloigne ainsi de sa réalité profonde.

Souvent, il y a une négation de son potentiel pour se conformer à l'image à laquelle il veut ressembler. Il perd le goût d'exprimer sa personnalité d'homme ou de femme.

Tout l'axe rhinencéphalique est touché avec le système hypothalamique. Si certains spasmophiles présentent des épisodes de sinusites ou de bronchites, les nutriments du poumon, du côlon, de l'hypothalamus et du sinus sont particulièrement indiqués.

Si en revanche il n'y a que des manifestations musculaires, il s'avère nécessaire de nourrir le muscle, toujours en association avec une nutrition du poumon et du côlon.

Polarité masculine ou féminine

Le spasmophile a tendance à s'éloigner de la réalité, et il présente une sensibilité à « fleur de peau ».

La plupart, à partir de l'adolescence, ont des difficultés à affirmer leur sensibilité masculine ou féminine. Cette attitude n'est pas liée à la timidité, mais plutôt à une montée hormonale déséquilibrée pendant la puberté.

À l'origine on retrouve souvent un père ou une mère qui souhaitait un garçon plutôt qu'une fille, ou vice versa. Cela entraîne chez l'enfant un processus d'adaptation au désir parental, qui va induire ces dérèglements hormonaux.

Le nez « monte à la tête »

Le nez est orienté vers le bas pour sentir l'odeur qui se dégage de la réalité : les fleurs, que l'on aime sentir, sont les organes génitaux de la plante avec un parfum caractéristique à chacune. Chez l'homme également, chaque partie du corps dégage une odeur particulière qui peut être en rapport avec des hormones, et envoie des informations à l'hypothalamus par la voie olfactive.

L'odeur dégagée par chaque individu est l'essence même de sa réalité profonde : un exercice simple, consistant à sentir sa peau, permet de se remettre en contact avec son propre « parfum » que l'on ne veut pas toujours ressentir.

Paramètres qui interfèrent sur l'équilibre du couple poumon-côlon

Tous les organes ont un retentissement sur le couple poumon-côlon. Ce couple d'organes, pour avoir une fonction correcte, doit entretenir une relation équilibrée avec les autres. Chaque couple d'organes est en rapport avec un des cinq sens et accomplit des fonctions précises.

Voir dans le chapitre XVI « Localisation des trajets des couples d'organes méridiens ».

• Le couple rein-vessie

Le couple rein-vessie régit le tonus musculaire, le sens de l'équilibre, le métabolisme de l'eau, ainsi que la mémoire génétique liée à l'hérédité parentale.

Un déficit fonctionnel de ce couple entraîne un tempérament peureux avec une difficulté d'échanges et de communication, ce qui fragilise l'organisme.

Une gestation peut être vécue comme un stress et entraîner une aggravation physique et psychique d'une spasmophilie latente.

Il en est de même pour le deuil, qui fait souvent remonter en mémoire la peur de sa propre mort : lors d'un décès, surtout s'il s'agit de celui de son père ou de sa mère, il se produit une résonance avec son patrimoine génétique.

• Le couple cœur-intestin grêle

Celui-ci peut interférer dans sa relation avec le couple poumon-côlon, mais d'une façon inconstante. Dans la spasmophilie, on observe cependant des perturbations de la valvule mitrale qui sont latentes dans un grand nombre de cas.

Le déséquilibre calcique, présent chez les spasmophiles, peut être responsable des perturbations du cœur. Un manque de désir et de projets peut être un élément qui entretient le terrain spasmophile.

• Le couple estomac-rate-pancréas

Ce couple est bien concerné dans la genèse de la spasmophilie.

Si l'on ne s'est pas adapté à la vie, si l'on n'a pas développé ses capacités, ce couple est en déficit fonctionnel : on manque de goût, d'action concrète, d'aplomb et de structure.

Dans ce cas, le couple poumon-côlon, responsable du déclenchement de la spasmophilie, prendra le dessus sur l'estomac-pancréas en se développant d'une manière excessive. La relation erronée entre ces deux couples peut être à l'origine de la perturbation du métabolisme du calcium, toujours présente dans la spasmophilie.

Une nutrition de la structure osseuse permet de retrouver un « aplomb » et une charpente solide, tant sur un plan physique que sur un plan psychique.

• La thyroïde

Cet organe, dans son rôle d'insertion du temps, régit les paramètres qui permettent de s'insérer dans un lieu, en fonction d'un temps, en rapport avec le couple estomac-pancréas. C'est pourquoi tous les troubles thyroïdiens, en « hypo » ou en « hyper », s'associent souvent à un déficit de la fonction de l'estomac et du pancréas.

Chez les spasmophiles, la nutrition de cette glande est toujours associée à la nutrition de la structure osseuse.

Spasmophilie et nutrition

Une des caractéristiques de la spasmophilie est la perturbation musculaire. Celle-ci est la conséquence d'un métabolisme calcique déficient, en rapport avec la parathyroïde, souvent associé à une chute du magnésium. On peut lutter contre ces déficits, par l'apport pondéral de magnésium, ou de calcium ; cela peut aider mais n'est pas la solution à long terme. Un bon équilibre général permet à l'organisme d'autoréguler ses fonctions, et donc de puiser dans l'alimentation journalière tous les éléments nécessaires.

Les nutritionnistes savent qu'un bon équilibre alimentaire aide à maintenir la santé. Aujourd'hui, grâce aux expériences qui montrent les bienfaits de la nutrition, les médecins s'y intéressent de plus en plus. On a remarqué en outre que le régime méditerranéen a un effet incontestable sur les personnes ayant des désordres cardio-vasculaires.

Aux États-Unis, suite à une étude effectuée sur des enfants hyperactifs, on dénonce le fait que des boissons excitantes, comme le Coca Cola, entraînent des subcarences en micronutriments tels que la vitamine B, les aminoacides, la cystine, la glycine, et donc de l'acide gamma-aminobutyrique (GABA). Il a ainsi été préconisé un apport en vitamine B accompagné d'un régime diététique qui s'est avéré intéressant.

Un repas riche en glucides favorise la somnolence, alors qu'un repas riche en protéines augmente les performances psychomotrices. La synthèse des médiateurs « sérotoninergiques » semble être liée à l'équilibre « veille-sommeil » et à l'alimentation.

La mélatonine sécrétée par l'épiphyse joue un rôle fondamental : les cellules de l'épiphyse sont photosensibles et rythment l'équilibre nycthéméral.

La dépression hivernale est la conséquence d'une diminution de la perception lumineuse rétinienne, qui régule la chaîne métabolique et retentit, via la mélatonine, sur l'équilibre comportemental dû en grande partie à la sérotonine.

Au cours de l'hiver les pays scandinaves ont recours aux bains de lumière solaire artificielle pour lutter contre cette forme de dépression.

En ce qui concerne la spasmophilie, on peut donner quelques conseils alimentaires :

– l'apport nécessaire en magnésium et en calcium peut se trouver en abondance dans l'alimentation, plus particulièrement dans les lentilles, le gruyère, le chocolat… ;

– la vitamine D, synthétisée par la peau, se retrouve surtout dans l'huile de foie de poisson et le jaune d'œuf ;

– l'absorption de protéines animales ou végétales, surtout le matin, permet d'améliorer la biodisponibilité du tryptophane au niveau cérébral. Cette modification du régime peut apporter une amélioration de l'humeur car le tryptophane, en particulier le 5 hydroxytryptophane, précurseur de la sérotonine, donne de bons résultats dans les problèmes psycho-comportementaux.

Une nutrition endocellulaire des terrains fragilisés permet à l'organisme de retrouver une autorégulation pour mieux assimiler ces apports alimentaires.

CONCLUSION

Aujourd'hui, la nutrition intéresse de plus en plus les médecins et elle fait l'objet d'un diplôme ouvert à tous les universitaires.

L'alimentation est un apport pondéral nécessaire pour que l'organisme puisse accomplir toutes ses fonctions ; elle peut trouver une alliée très performante dans la nutrition endocellulaire qui s'adresse directement à la cellule et mobilise les capacités d'autorégulation de chaque organe. Cette autorégulation permet une meilleure assimilation de l'apport alimentaire, fondamentale pour maintenir un équilibre de santé.

Ainsi, comme les recherches en physiologie fonctionnelle tentent aujourd'hui de le vérifier, on peut émettre l'hypothèse qu'un terrain particulier peut être propice au développement d'une maladie spécifique.

Cette approche fait appel à des notions plus complètes, qui apportent un éclairage nouveau sur l'apparition des maladies.

L'étude de la physiologie fonctionnelle peut être une ouverture vers cette recherche essentielle basée sur l'expression des cinq sens : celle-ci correspond à la réalité cognitive, qui se manifeste à tous les niveaux.

Actuellement les praticiens, intéressés par l'utilisation de la nutrition endocellulaire, en complément de leur arsenal thérapeutique habituel, peuvent suivre un cycle de formation assuré par des médecins.

CAS PRATIQUES

Certains médecins, vu les résultats obtenus dans la spasmophilie avec les nutriments, ont privilégié ces protocoles.

Dossier n° 1

M. Jacques M., quarante-neuf ans – commerçant forain, célibataire, sans enfants.

Première consultation en septembre :

– il présente un prurit depuis deux ans, après ingestion de moules, avec des « coups d'aiguilles sur tout le corps, des sensations que quelque chose se déplace sur le corps (jambes) » ;

– il présente une spasmophilie avec un signe chovsteck caractéristique. Il se plaint de nombreux malaises. Il a tout écrit sur un papier : « Vertiges, perte de mémoire, sensations de déséquilibre, tendance à partir dans le décor, douleurs, sensation de chaleur, étouffement, voile devant les yeux, paupières qui bougent, souvent énervé ».

Il a arrêté le tabac depuis sept mois, avec un régime pour ne pas grossir.

Il a pris des oligoéléments (S, Ni, Co, Mg, K, Mn-Zn et Mn-Cu) et des vitamines (B1, B2, B3, D, A, E, C) mais présente toujours les mêmes troubles.

À cette première consultation, il lui est donné un régulateur général associé à une nutrition du vaisseau Gouverneur ainsi que du cortex cérébral.

Revu un mois plus tard, il dit qu'il a été bien pendant un mois mais les malaises commencent à reprendre.

Une séance d'acupuncture pour sevrage du tabac lui est pratiquée. On lui laisse la même nutrition plus un nutriment pour la thyroïde. On lui associe un traitement de métaux de structure calqué sur les cibles : aluminium, lanthane, neobium, neodymium.

Troisième consultation deux mois après : légère amélioration des malaises et persistance de quelques démangeaisons.

On continue la même nutrition ainsi que les métaux de structure : U, Mn, Hf, Li.

On lui donne deux acides aminés : Glycine 4 CH et Proline 30 CH.

Quatrième consultation deux mois après : il va nettement mieux, disparition des malaises. Il reste quelques problèmes cutanés que nous traitons avec des traitements locaux.

J'ai revu cet homme un an après : plus aucun trouble de spasmophilie.

Deux mois plus tard : quelques malaises de type spasmophilique, à la suite d'anesthésies locales dentaires.

Traitement : Acides aminés : Proline 4 CH + Lysine 4 CH + Ornithine 30 CH.

Revu deux ans après pour des problèmes autres, d'après lui sa spamophilie a disparu à 90 %.

Dossier n° 2

Mme Nadine B., trente-trois ans – elle est caissière, mariée, trois enfants.

Première consultation : elle vient pour des vertiges par crainte et manque d'assurance, avec une grande appréhension, elle se plaint d'avoir les jambes molles et des douleurs cervicales.

Depuis quatre ans, après une dépression, elle souffre de vertiges, de crises de tétanie et est vite fatiguée. Elle a souvent des crampes qui s'accompagnent de nausées avec sensations de boule à l'estomac. Elle est très émotive, craintive. À chaque grossesse, il y a eu décollement placentaire, la dernière gestation a été très difficile (avec beaucoup de nausées, des vomissements). Une césarienne a été pratiquée en urgence pour hémorragie à sept mois.

Sa dépression est apparue lorsqu'elle a été obligée de retourner habiter chez ses parents, le temps de faire construire sa maison. Elle a un père difficile qui crie beaucoup.

On met en évidence les organes clés tels que rétine, muscle, veine et rein. On lui propose donc une nutrition ciblée sur ces organes fragilisés associée à un régulateur général cellulaire.

Deuxième consultation un mois après : elle va bien, elle n'a plus de « boules à l'estomac », ni de douleurs cervicales, ni de crampes. Elle présente encore quelques sensations de vertiges au milieu de la foule et quelques nausées certains matins. Elle a un bon moral. Étant donné que ses troubles se sont aggravés avec la gestation, on va renforcer l'équilibre nutritionnel de l'utérus. Comme il y a eu une peur, le rein a été sollicité. On aura alors une nutrition ciblée sur le muscle, l'utérus, le rein et la veine.

Troisième consultation deux mois après : elle va bien, il reste quelques tensions cervicales.

On lui ajoute une nutrition pour lui permettre de mieux s'insérer. Elle va beaucoup mieux. Ces troubles ont presque complètement disparu. Elle ne sera plus revue.

Dossier n° 3

Mme Cécile T., vingt-six ans – elle est secrétaire de direction – mariée, sans enfants.

Première consultation : tous ses problèmes sont apparus, il y a trois ans depuis son mariage ! Il s'agit de crises avec tremblements, nausées, vomissements, diarrhées.

La première fois, ce fut quelques jours avant son mariage, avec un diagnostic de gastro-entérite. La crise s'est aggravée le soir même du mariage et elle a dû être hospitalisée.

Par ailleurs, elle est timide, anxieuse, peureuse. Elle se présente toujours très bien mise, impeccable ! Elle souffre de problèmes hormonaux traités par la pilule depuis l'âge de quatorze ans : excès de testostérone et chute des cheveux. Elle est traitée actuellement par la pilule Diane et Androcur, ce qui provoque une prise de poids et une hypercholestérolémie.

L'examen et l'interrogatoire permettent de mettre en évidence une perturbation de sa sensibilité féminine (on apprend en même temps que ses parents voulaient un garçon). Il y a de plus une perturbation du rein avec une crainte constante en rapport avec un déficit ovarien net. On s'occupe donc de nourrir sa féminité (sein), ainsi que de nourrir son rein, associé à un régulateur cellulaire général.

Deuxième consultation, un mois après : elle n'a pas eu une seule crise, elle se sent bien, elle a arrêté la pilule et Androcur. Elle se sent moins anxieuse. Elle raconte alors que le matin lorsqu'elle partait au travail, elle remontait au moins cinq fois chez elle pour vérifier qu'elle avait bien fermé les robinets ! et que depuis qu'elle utilise la nutrition, elle ne le fait plus.

On lui modifie son protocole en nourrissant plus particulièrement ses cheveux et le méridien Triple Réchauffeur.

Cette jeune femme a été revue plusieurs fois encore pour ses troubles hormonaux, mais ses crises ont disparu dès le début. Une seule fois, à l'arrêt de la nutrition du rein, ses crises sont revenues. Elle a aussitôt repris d'elle-même cette nutrition. Depuis, elle va bien et a envoyé d'autres patients en consultation.

Dossier n° 4

Mlle Christel R., vingt-cinq ans – elle est assistante de communication, célibataire, sans enfants.

Première consultation : spasmophilie évoluant par crises depuis deux ans et demi. Début brutal par perte de connaissance. Traitée par psychotropes qu'elle a progressivement arrêtés. Il y a un an et demi : décès de son père. Elle vit avec sa mère (pour la soutenir). Elle ne fréquente personne ou presque.

Elle a tendance à faire des sinusites et des bronchites, c'est pour cela qu'elle a arrêté de fumer (quatre à six cigarettes par jour) il y a deux semaines.

Elle se plaint de palpitations fréquentes, s'essouffle vite. Elle a des migraines fréquentes aux émotions et au stress. Elle a eu une crise d'épilepsie à l'adolescence traitée par Dépakine.

L'interrogatoire et l'examen mettent en évidence une fragilité du rein et du sinus. On lui conseille donc la nutrition correspondante et une nutrition spécifique du thalamus.

Deuxième consultation un mois plus tard : elle n'a eu qu'une seule mauvaise journée !

Dans l'ensemble, elle va mieux, mais elle a des palpitations quand elle parle de ses parents, on lui propose une nutrition du cœur qui les calme.

On lui conseille un régulateur général plus une nutrition de l'estomac, de l'utérus, du cœur et du méridien Triple Réchauffeur

Troisième consultation deux mois plus tard : elle a eu une attaque de panique avec palpitations. Elle passe par un moment difficile au travail car celui-ci ne la satisfait pas et en cherche un autre.

Elle a encore des sensations d'étouffement. Elle est dans une situation de repli, avec hyperémotivité, hypersensibilité. On retrouve les mêmes organes sensibilisés. L'interrogatoire permet de retrouver la mort de son père comme l'élément déclenchant majeur. On utilise alors une nutrition plus spécifique pour l'aider à retrouver une sérénité par rapport à la mort (nutrition du rein, de la corticosurrénale et de la veine).

Je ne l'ai plus revue, mais elle m'a envoyé sa mère et sa sœur, qui m'ont dit qu'elle se portait très bien.

Dossier n° 5

Mme Sandrine S.M., vingt-huit ans – mariée, elle a une fille de trois ans, elle est mère au foyer.

Première consultation : elle est envoyée par son psychiatre. Elle présente une fatigue chronique depuis plusieurs mois ou années ? au début, elle présentait des vertiges qui ont disparu par la suite. Mais la fatigue dure. Tous les bilans sanguins sont normaux.

Sa spasmophilie a été diagnostiquée il y a huit ans et traitée par Magné B6. Elle a pris aussi du Clédial (antidépresseur). Elle a été mieux un mois, puis il y a eu récidive.

Il y a dix ans, on apprend qu'à la suite du décès de sa grand-mère, est apparue une polyurie, suivie plus tard de tachycardie, des vertiges sont apparus ensuite. Elle a eu une cystite infectieuse pendant six mois sur huit mois de grossesse, puis plus rien ! Très anxieuse pendant sa grossesse, elle a eu peur d'avoir un prématuré. La fatigue s'est aggravée à la naissance de sa fille, avec apparition de rhino-pharyngites comme l'enfant. Elle souffre de sensations d'étouffement dans la foule avec malaise. Elle fait du yoga et suit une psychothérapie. Les organes qui s'imposent à nourrir : le rein, l'artère, le poumon et le sinus.

Deuxième consultation un mois après : elle a eu des hauts et des bas.

Au début de la prise de nutriments : elle a ressenti un meilleur tonus. Elle note des mieux appréciables : pas de rhume, mieux dans la foule, en revanche les angoisses sont encore présentes. Elle se plaint toujours de « coups de barre » entre midi et 14 heures, elle va faire la sieste. On retrouve un problème important avec son père (son origine) contre lequel elle a développé une hargne importante (vésicule biliaire). Par contre par rapport à sa mère, elle n'arrive pas à exprimer son goût (utérus).

On va donc lui donner la nutrition qui correspond à ce déséquilibre comportemental.

Troisième consultation quatre mois plus tard : elle va mieux avec les nutriments mais ça ne dure pas, dit-elle. Elle a toujours une lassitude du matin, de 10 heures à 13 heures où elle fait la sieste.

Elle présente encore des paresthésies des mains et des lèvres. Elle a toujours une sensation de tête dans un étau. Elle a une recrudescence des angoisses depuis un mois avec une perte de l'appétit. Son sommeil est agité. Elle aurait aimé vivre à l'époque romantique ?

Devant ce tableau, on lui ajoute une nutrition de la thyroïde, de l'utérus, du thalamus et du cervelet. Il semble qu'il existe également un problème parasitaire. On lui prescrit alors du Fluvermal.

Revue un mois plus tard, elle va beaucoup mieux. Les paresthésies se sont bien améliorées. Elle continuera seule une nutrition en fonction des saisons qui va progressivement régler les problèmes qui duraient depuis des années.

Dossier n° 6

M. Rudy C., dix-huit ans – il est apprenti mécanicien, célibataire. Il vit chez ses parents.

Première consultation : Il présente une spasmophilie depuis trois mois : il a fait cinq crises de tétanie en deux mois.

Il a eu comme traitement du Mag 2 et Isoxane (vitamines), qui lui provoque des vomissements. Ensuite, il a été mis à l'Atarax et Mag 2 en gélules à la demande. Il prend de l'Euphytose depuis un an.

Il y a deux mois il a été hospitalisé à la suite d'une crise : tout était normal, sauf la glycémie, il était à la limite du coma hypoglycémique. Ses crises s'accompagnent de céphalées violentes. Souvent fatigué, il a des rhumes fréquents. Sa digestion se manifeste par une hyperacidité gastrique et des diarrhées fréquentes.

Que s'est-il passé il y a trois mois ? : il a beaucoup travaillé les deux mois précédents : examens et permis de conduire, tout cela a été stressant pour lui, puis il a travaillé tout l'été, sans repos ; il a continué avec son stage au garage automobile.

Par ailleurs, il y a eu une séparation amoureuse.

Devant ces symptômes qui correspondent à un déséquilibre du méridien estomac-pancréas, on lui donne un régulateur général associé aux nutriments de ce couple d'organes.

Il est revu deux mois après : il n'a pas eu de crise, ni de céphalées, ni de malaises, et moins d'acidité gastrique. Il se sent plus en forme mais il est fatigué depuis deux semaines, car il ne se repose pas assez.

L'examen met en évidence un déficit lymphatique et des méridiens Maître du Cœur et Triple Réchauffeur.

On donne la nutrition correspondante.

Troisième consultation trois mois après : Il a été très bien jusqu'à il y a trois semaines, où sont apparus vomissements, diarrhées, fièvre, pâleur, sueurs, asthénie. Traitement classique (Débridat, Smecta, Imodium). Il est mieux, puis deux jours après, douleur épigastrique de plus en plus intense, pompiers et hospitalisation : Spasfon, TA : 15/8. Puis apparition de céphalées frontales, fatigue, diagnostic de sinusite et surmenage professionnel.

Il a beaucoup de travail, fait beaucoup de sport et sa mère est anxieuse et dépressive.

L'examen met en évidence une déficience du rein et de l'estomac. on conseille une nutrition de ces deux organes.

Quatrième consultation deux mois après : tout va bien, il est en bonne forme, bien adapté au travail, souffre de fatigue légère mais n'a plus de malaises et un bon sommeil. On lui ajoute une nutrition du pancréas.

Depuis il va très bien, il n'a plus eu aucun trouble. Tout est rentré dans l'ordre.

Dossier n° 7

Mme Gisèle D., cinquante-huit ans – mariée, deux fils, au foyer.

À la première consultation elle vient pour un sevrage de Prozac qu'elle prend depuis trois ans suite à une dépression d'apparition progressive.

À l'arrêt du Prozac, les signes suivants apparaissent : envie de rien, mal dans sa peau, sensation de voile sur un œil, céphalées, perte des mots, paresthésies des membres supérieurs.

Il y a vingt-trois ans après une troisième grossesse, apparition de ces symptômes pour la première fois, le bilan hospitalier dit : spasmophilie.

Un an auparavant, la deuxième grossesse se termine mal : mort de l'enfant (fille) à la naissance par circulaire du cordon. La grossesse suivante a été vécue dans les peurs.

L'examen met en évidence une fragilité du rein. On donne un régulateur nutritionnel général et une nutrition du rein.

Deuxième consultation un mois après : elle a arrêté le Prozac depuis trois semaines, se sent bien, dort bien, dynamique, a envie de faire des choses, a de gros problèmes avec ses fils mais « fait avec ».

L'examen confirme encore une fragilité du rein, du cœur et du pancréas. On donne de nouveau un régulateur général associé à une nutrition du cœur et du pancréas.

Elle est revue plusieurs mois après. Elle va beaucoup mieux.

Dossier n° 8

Mme Myriam E., trente-cinq ans – agent administratif, mariée, une fille de six ans.

Première consultation : elle fait une crise de tétanie par an depuis quinze ans (depuis l'âge de vingt ans), de mieux en mieux maîtrisées.

Elle est en conflit avec son mari depuis six mois, elle a un sommeil perturbé, elle est anxieuse, se plaint de brûlures gastriques, de céphalées, d'angoisse et se sent mal émotionnellement. C'est une jeune femme très soignée de sa personne, parfaitement bien habillée et bien coiffée, d'apparence irréprochable. On lui conseille une nutrition du cœur et de l'estomac pour commencer.

Deuxième consultation un mois après : son sommeil s'est amélioré, elle est moins anxieuse, a moins de brûlures d'estomac, plus du tout de céphalées, elle est plus détendue et arrive à prendre du recul. Mais on trouve à l'examen beaucoup de colères retenues.

On donne un régulateur nutritionnel général associé à une nutrition du cœur et du foie.

Les autres consultations s'apparentent surtout à une psychothérapie.

Dossier n° 9

Mme Chantal D., trente-sept ans – secrétaire, seule avec un fils d'onze ans.

Première consultation : elle se plaint de ballonnements post-prandiaux depuis huit à dix ans provoqués surtout par les crudités, elle perd ses cheveux, a un sommeil perturbé avec des réveils fréquents vers 23 heures, 2 heures, 4 heures.

Il y a sept ans, décès brutal de son père dans un accident de voiture, elle n'a pas pleuré, mais six mois plus tard elle fait une crise de spasmophilie avec tachycardie. Actuellement, elle est très fatiguée, a peu d'appétit, une tendance à la constipation, elle fume un peu, elle a des règles douloureuses, sa grossesse et son accouchement se sont déroulés sans problème.

L'examen montre un déséquilibre de l'utérus, du muscle et ou cœur. On lui conseille un RNCG associé à une nutrition des organes utérus, muscle, côlon et cheveux.

Deuxième consultation un mois après : une semaine après le début de la nutrition, elle a eu une crise de spasmophilie avec oppression, palpitations, tachycardie, elle a appelé le médecin de garde qui lui a administré un traitement anxiolytique pendant trois semaines...

Elle se sent actuellement moins fatiguée, a meilleur appétit et des règles moins douloureuses.

On donne un RNCG associé à une nutrition du poumon, du cœur, du muscle et du côlon.

Troisième consultation deux mois plus tard : elle va beaucoup mieux, tout semble rentré dans l'ordre.

Dossier n° 10

Mlle C., trente et un ans – secrétaire, pas d'enfants.

Première consultation : elle présente des sensations de fourmillements dans tout le corps plus importante au niveau des mains et de la face, avec une impression d'être « à côté de la plaque », d'être absente. C'est une jeune femme qui présente un aspect très soigné d'elle-même, précise et méticuleuse dans son allure et dans son élocution. Elle est spasmophile depuis douze ans, date du divorce de ses parents. Depuis cette époque elle conserve avec sa mère des relations de dépendance assez infantiles, colorées d'une certaine culpabilité. Elle a déménagé deux mois auparavant pour vivre avec son fiancé. Elle a arrêté le tabac depuis neuf mois (un paquet par jour).

On lui donne RNCG associé à une nutrition du poumon.

Deuxième consultation quinze jours plus tard : les fourmillements ont nettement diminué, mais elle se plaint encore d'une baisse de moral. Elle a toujours la sensation de ne pas être bien dans son corps.

On ajoute une nutrition du muscle

Troisième consultation un mois plus tard : Il y a disparition des fourmillements et des sensation d'absence. Le moral est bon.

Dossier n° 11

Mme P. G., trente-trois ans – célibataire, sans enfants.

Première consultation : elle se plaint d'une grande fatigue, d'une lassitude, et d'un manque de dynamisme. Tout le dos est contracté. Elle a fait un malaise suite à une manipulation vertébrale. Elle a un sommeil perturbé par des angoisses nocturnes. Elle a un terrain spasmophile. Les bilans sanguins et neurologiques sont normaux. Un psychiatre lui a prescrit du Xanax.

On lui donne un régulateur général et un nutriment du muscle.

Deuxième consultation deux semaines plus tard : elle va beaucoup mieux, se sent plus tonique, son sommeil s'est amélioré, ses contractions musculaires ont diminué. Elle arrive à parler plus calmement de ses problèmes personnels.

*
* *

Voilà quelques cas de « spasmophilies » assez différents les uns des autres. Sont-ils tous des spasmophiles ? C'est toujours difficile à affirmer. Il s'agit en fait souvent de dystonie neurovégétative. Ces exemples montrent qu'un examen clinique du médecin peut aider à utiliser des nutriments d'une façon plus spécifique. On a alors une action plus rapide. De plus, devant des troubles quelquefois flous, le médecin a la possibilité de déceler un diabète latent ou certaines autres maladies qui peuvent s'apparenter ou se révéler par une spasmophilie. Il est donc toujours utile d'avoir un bon examen clinique, d'autant plus qu'il permet de conseiller une nutrition adaptée à un organisme déficient.

CONCLUSION

La synthèse des travaux présentés dans ce livre permet d'apporter des clés thérapeutiques que l'on peut intégrer à des niveaux différents de connaissance. Les clés de cette affection ne peuvent se résoudre par des équations toutes faites en fonction d'un électromyogramme mais nécessitent une approche très fine du malade pour lui donner des éléments spécifiques correspondant à son imprégnation hormonale et aux métaux de structure perturbés.

Il faut que chaque médecin sache qu'il existe une solution pour ces malades.

Les paramètres perturbés sont spécifiques de l'individu et c'est au médecin de les détecter pour trouver une solution dans une thérapeutique adaptée.

Toute spasmophilie, simple ou compliquée, trouve sa solution dans une approche individuelle du patient. En effet, le malade connaît intuitivement cette solution. Voilà pourquoi incombe au praticien la tâche de mettre en évidence les désordres cachés de son patient, de les intégrer, de les interpréter, de dialoguer en quelque sorte avec ces troubles jusqu'à ce que la solution apparaisse dans son évidence. La thérapeutique ainsi adoptée produira à coup sûr l'effet escompté : un équilibre complet, c'est-à-dire la disparition des symptômes afférents ou non à la spasmophilie.

Ainsi, le malade recouvre la santé quelquefois perdue depuis bien longtemps.

Par cette approche totale de l'individu, la spasmophilie peut prendre enfin sa place dans la rubrique des dystonies neurovégétatives. Cette approche a, de plus, l'avantage d'intégrer un grand nombre de troubles qui ne sont pas spasmophiliques mais qui présentent des désordres résultant de perturbations métaboliques.

Certaines clés permettent de comprendre l'intrication de phénomènes psychiques sur les problèmes métaboliques.

Au-delà de cette action spécifique individuelle, il fallait trouver les moyens d'aider les spasmophiles par des éléments valables pour tous. L'approche nouvelle est l'étude de compléments nutritionnels ébauchée dans la première édition en 1984, en parlant de Nutri-Yin Nutri-Yang. Quinze ans après cette première édition, on s'aperçoit que l'approche nutritionnelle est simple : elle permet des résultats certains.

En effet, l'origine des troubles est due à une diminution de certains courants vitaux, liés au court-circuit de certains organes qui ont été mal nourris. Il suffit simplement de leur redonner une impulsion de vie en les nourrissant correctement pour sentir une amélioration de l'équilibre santé. La nutrition s'impose alors comme une aide efficace pour vaincre la spasmophilie.

J'espère donc, dans ce livre, avoir fait la synthèse des problèmes posés par cette affection et pouvoir ainsi contribuer à aider tous les spasmophiles et également les praticiens, afin de trouver une solution à cette maladie qui ne devrait plus exister, et de pouvoir dire la spasmophilie est réellement vaincue.

BIBLIOGRAPHIE

ALBERTS B., *La Biologie moléculaire de la cellule*, Médecins Sciences, Flammarion, 1995.

BARZANTI Vanni, *Nutrizione : Una via piacevole al benessere*, Edizioni Edra, 1998.

BESSARD P., A.M. HANNIQUET, J. BITTEL, *Positive end Expiratory Pressure as a Method for Prevening Acute Mountain Sickness*, Eur. J. Appl. physiol., 1998.

BONFILS Serge, *Impertinence psychosomatique*, éditions John Libbey Eurotext coll (Médecine – sciences), 1993

BOTTACCIOLI Francesco, *Psiconeuro immunologia*, L'Altra medecina studio, 1998.

La Nuova immunologia, Medecina Naturale Giugno, 1999

BUCK L. ET R. AXEL R., *A Novel Multigene Family Mau Encode Odorant Receptors – A Molecular basis for Odor reception*, 1991

BRESSY Pierre, *La Bioélectronique et les mystères de la vie*, Le Courrier du livre, 1996

CANNENPASSE-RIFFARD Raphaël et DANZE Jean-Marie, *Précis de bioélectronique selon L.C. Vincent*, Résurgence, 1995.

CHANGEUX Jean-Pierre, *L'Homme neuronal*, Fayard, 1983.

COLLIN Jacques, *L'Eau le miracle oublié*, éditions Trédaniel éditeurs, 1993.

DESJEUX Jehan-François, HERCBERG Serge, *La Nutrition humaine*, Inserm Nathan, 1986.

DE DUVE Christian, *Construire une cellule*, De Boeck Université, 1990.

DOMAN G., *Que faire pour l'enfant avec un cerveau lésé*, Grafica Auriverde Ltda., Rio de Janeiro, 1983.

EDELMAN C.M., *Biologie de la conscience*, éditions Odile Jacob, Paris, 1992.

ERHARDT V.R. and GOLMAN M.B. 1992, *Adverse Endocrine effects*, In M.S.Keshavan, and J. S Kennedy (eds.) Drug-inclided dysfunction in psychiatry, Hemisphère, New York.
GUALDE Norbert, *Un microbe n'explique pas une épidémie,* Collection les empêcheurs de penser en rond, Institut Synthélabo, 1999.
GUILLÉ Étienne, *L'Alchimie de la vie*, éditions du Rocher.
HOLZHEY Christiane, « Le mystère des oscillations cérébrales », *Sciences et vie*, N° 184, sept. 1993.
« Pourquoi le monde nous apparaît cohérent », *Science et vie*, N° 933, juin 1995.
LECERF Jean-Michel, *La Nutrition*, éditions Privat, 1996.
LEVI-MONTALCINI Rita, *La galassia mente*, edizioni Baldini 8 Castoldi, Italy, 1999.
LE WINN, E.B., *Human neurological organisation*, Charles C. Thomas Publisher, 1969.
MARGULIS L. et SAGAN. D, *Microcosmos- four billion years of microbial evolution*, University of California press, 1997.
MASSOL Michel, *La Nutrithérapie*, Médecine et société, 1998.
MOHTADJI-LAMBALLAIS Corinne, *Les Aliments*, éditions Maloine, 1989.
PERRIN Louis F., *Le Système immunitaire*, Flammarion, 1997.
POSNER Michaël-RAICHLE Marcus, *L'Esprit en images*, De Boeck Université.
PRIGOGINE I., *Introduction to thermodynamics of irreversible processes*, New York Interscience.
PRIGOGINE I. et BALESCU R., Phénomènes cycliques dans la thermodynamique des processus irreversibles, bull. acad. R. belg. Clin. Sci. 42,256-632.
QUIROS J.-B., SCHRAGER O.L., *Langage, apprentissage et psychomotricité*, Editorial Panamericana, Buenos Aires, 1979.
REVILLARD Jean-Pierre, *Immunologie*, De Boeck Université.
REMESY Christian, *Alimentation et Santé*, Flammarion, Dominos, 1996.
ROSSI G., BONFILS S., LIEFOOGHE F., LAMBLING A., *Une technique nouvelle pour produire des ulcères gastriques chez le rat blanc : l'ulcère de contrainte*, in C.R. Soc. Biol., Paris, 1956, N° 150.
ROSENZWEIG-LEIMAN-BREEDLOVE, *Psychobiologie*, De Boeck Université.

STRUMWASSER, F1965, *The demonstration and manipulation of a circadian rythm in a single neuron*, in « Circadian clocks » 5 Aschott. J. Ed., Amsterdam.

SAPOLSKY Robert 1992, *Stress The aging brain and the mecanisms of neuron death*, MIT Press, Cambridge, MA.

1993, *Potential Behavioral modification of glucocorticoid damage to the hippothalamus. Special issue Alzheimer's disease. Animals models and clinical prespectives.* Behavioural Brain research. 57 : 175-182.

SAVOUREY G., CATERINI R., LAUNAY J-C., GUINET A., RACHALET J.-P., RATHAT C., *Pathologie et altitude*, Masson éditeur, 1990.

VÉRET Patrick, *La Médecine énergétique*, éditions du Rocher.

WERNER Alfred et Hélène, GOETSCHEL Nicolas, *Les Épidémies*, Atlante (diffusion Sofedis).

DANS LA MÊME COLLECTION

Daniel Béresniak, *Comprendre la psychanalyse*
La Thérapie en question
Dr Jean-Luc Bertrand, *Comment être bien dans sa peau toute sa vie*
Marc Bonnard, Michel Schouman, *Histoires du pénis*
Philippe Bornet, *La Santé de vos yeux*
Dr Jacques Boulet, *Se soigner par l'homéopathie*
Dr René Bourdiol, *Comment lire votre analyse de sang*
Jean-Marie Bourre, *Le Vrai Savoir fer*
Simone Brousse, *On peut vaincre le cancer*
Guy-Claude Burger, *L'instinctothérapie, manger vrai*
Dr Robert C. Cantu, *Vaincre le diabète et l'hyperglycémie*
Anne-Sophie Carel, Claire Hédon, *Maigrir sérieusement, les solutions d'une nutritionniste*
Jean-Claude Chignagué, *La Sophrologie, pratiques de la connaissance*
Svetlana Crabbé, *Les émotions au féminin, mieux gérer ses émotions grâce aux médecines douces*
Yves Daniel, *Nucléaire, nous sommes tous en danger de mort*
Philippe Desbrosses, *Le Krach alimentaire*
Nous redeviendrons paysans
Jacqueline Desbrosses, *Les Secrets de l'alimentation saine*
Régine Dumay, *Comment bien faire l'amour à un homme*
Comment bien faire l'amour à une femme
Comment bien faire l'amour, les plaisirs du couple
Le Plaisir au féminin
Entretiens Internationaux de Monaco,
L'Homme et sa douleur
Les Médecines énergétiques
La Prévention
Les Thérapeutiques du stress
Janine Fontaine, *Le Corps physique, médecine astrologique des trois corps, t. 1*
Elizabeth Fresnel-Elbaz, *La Voix*
Christine Hardy, *Découvrez la pensée positive. Explorez vos potentiels mentaux*
Tsai Su Nu Hsuan, *Les Points du plaisir sexuel*
Yvon Lavalou, *La Radiesthésie, la pratique du pendule*
Colette Lefort, *Les Diététiques du corps*
Maigrir à volonté... ou sans volonté
Joseph Lévy, *Dictionnaire de la médecine écologique*
La Révolution silencieuse de la médecine
Voies alternatives dans le traitement du cancer
Shri Mahesh, *Le Souffle, parole de vie*
Jean-Yves Maigne, *Mal de dos au féminin*
Gustave Mathieu, *Guérissez par l'argile*
Pierre Mauvais Jarvis, Dr Claire Bricaire, *Bien vivre sa ménopause*

Alain Messegué, *Maigrir en mangeant mieux*
Dr Raphaël Nogier, *Ce lait qui menace les femmes*
Alain Nys, *Vivre bien avec son dos*
Dr Pierre Nys, *Être diabétique aujourd'hui*
Jean-Yves Pecollo, *La Sophrologie au quotidien, de la relaxation à la méditation*
La Sophrologie, le chemin vers la conscience
Philippe A. Peissel, *Réussir sa quête amoureuse, huit étapes pour mieux vivre ensemble*
Henri Picard, *Se soigner avec les oligo-éléments et les vitamines*
Se soigner seul sans peur, les pouvoirs de l'homéopathie
Vaincre l'arthrose
Callan Pinckney, *La Callanetic, le ventre*
La Callanetic, les hanches et les fesses
La Callanetic, les jambes
La Méthode callanetic, rajeunir de dix ans en dix heures
Mince pour la vie
Super Callanetic, le programme avancé
Claude-Michèle Poissonnet, *Encyclopédie de la nutrition, guide des aliments et des régimes*
Dr Annick Pons-Guiraud, *Les Cosmétiques et la peau*
Dominique Rueff, *Forme et santé, une révolution, la médecine orthomoléculaire*
Pierre Tessier, *Les Médicaments, l'avenir pour l'homme ?*
Barbara et Peter Theiss, *Le Bien-Être de la famille par les plantes*
Maria Treben, *La Médecine familiale par les plantes*
Prévenir et guérir les maladies de la femme
Prévenir et guérir le stress
Prévenir et guérir les allergies
Prévenir et guérir les maladies de l'enfant
Prévenir et guérir les maladies de l'homme
Prévenir et guérir les maux de tête et migraines
Prévenir et guérir les troubles digestifs
Guy Vallancien, *Les hommes aussi ont leurs secrets...*
Dr Patrick Véret, *La Médecine cosmogénétique*
La Médecine énergétique
Georges Vithoulkas, *La Science de l'homéopathie*

Cet ouvrage a été imprimé par la
SOCIÉTÉ NOUVELLE FIRMIN-DIDOT
Mesnil-sur-l'Estrée
pour le compte des Éditions du Rocher
en septembre 1999

Éditions du Rocher
28, rue Comte-Félix-Gastaldi
Monaco

Imprimé en France
Dépôt légal : septembre 1999
CNE section commerce et industrie Monaco : 19023
N° d'impression : 48125